Alexandra Stross

Natürliche Nährstoffversorgung

Was der Körper wirklich braucht

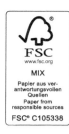

Impressum:

ISBN: 9783752878301

© 2018

Alle Rechte vorbehalten

Mag.ª Alexandra Stross

Mühlenweg 42, 5271 Moosbach

www.alexandrastross.com

Cover, Satz, Korrektorat: Barbara Krojer
Coverbild: Fotolia

Herstellung und Verlag:
BoD - Books on Demand, Norderstedt

Inhaltsverzeichnis

Einführung 5

TEIL I: DIE AUSGANGSSITUATION 13

Makronährstoffe 15
   Kohlenhydrate 18
   Fette 40
   Proteine 64

Mikronährstoffe 93
   Mineralien 98
      Mengenelemente 99
         Natrium und Kalium 100
         Magnesium und Kalzium 106
      Spurenelemente 116
         Eisen 116
         Zink und Kupfer 119
         Selen 125
         Fluor 129
         Jod 132
   Vitamine 136
      Vitamin A 142
      Vitamin D 146
      Vitamin E 155
      Vitamin K 157
      Vitamin C 160
      B-Vitamine 164
   Sekundäre Pflanzenstoffe 176
   Ballaststoffe 181

Mikroorganismen 185

**Weitere belastende Faktoren unserer Zeit,
die uns Nährstoffe rauben** 201

Bewegungsmangel 202

Psychische Belastungen 206

Die tägliche Flut an Giftstoffen 210

TEIL II: AUF DER SUCHE NACH LÖSUNGEN 223

Wie kann eine gesunde Ernährung aussehen? 225

Welchen Mangel habe ich? 249

Die geistig-seelische Bedeutung von
Mangelerscheinungen 257

Vorsicht, Erstverschlimmerung! 271

ANHANG 281

Nährstoffbomben aus der Natur 282

Kommen Sie in den Leserbereich! 286

Quellen 287

Über die Autorin 289

Einführung

Wie jedes meiner anderen Bücher, spiegelt auch dieses einen Abschnitt meines ganz persönlichen Heilungs- und Entwicklungsweges. Er begann vor fast zwanzig Jahren in schwerer chronischer Krankheit, ziemlicher Verzweiflung und weit entfernt von der Idee, selbst etwas zu meiner Gesundheit beitragen zu können. Ich war Tierärztin, sah die Schulmedizin als einzige Möglichkeit, meinen Körper zu unterstützen, und befolgte den Rat meiner Ärzte genauso bedingungslos, wie ich mir das von den Besitzern meiner Patienten in der Tierarztpraxis wünschte. Doch ich wurde nicht gesund dadurch, sondern – im Gegenteil – immer kränker. Aus heutiger Sicht Gott sei Dank, denn so hatte ich die Gelegenheit, noch viel mehr über den Körper und seine Reaktionen, aber auch über das Zusammenspiel von Körper, Geist und Seele zu erfahren. Nach langer gefühlter Hilflosigkeit entdeckte ich Werkzeuge, mit denen ich mir effektiv selbst helfen konnte, verlor dadurch meine tiefsitzenden Ängste und gewann stattdessen einen gesunden Selbstwert.

Ein völlig neues Leben begann. Zuerst lernte ich, meine Haltung dem Leben gegenüber zu verändern, an mir selbst statt an anderen zu schrauben und meine starken Emotionen zu kontrollieren, die bis dahin mich kontrolliert hatten. Dieser Prozess erforderte mehrere Jahre lang meine volle Aufmerksamkeit und bereits während dieser Zeit verschwanden meine Beschwerden nahezu vollständig, ohne dass ich mich jemals direkt um meinen Körper gekümmert hätte. Doch wie es so ist, wenn es einem besser geht, stellt man erstens höhere Ansprüche und zweitens treten andere Dinge in den Vordergrund, die vorher von noch schlimmeren überlagert waren. Der nächste Schritt für mich war, mich mit meinem Körper anzufreunden, den ich bisher immer nur als Hindernis wahrgenommen hatte. Ich lernte seine Zeichen zu deuten, mich besser um ihn zu kümmern und ihn in seinen Vorhaben zu unterstützen. Nachdem ich längere Zeit immer wieder dem Thema Entgiftung begegnet und ausgewichen war, probierte ich es schließlich doch und war nicht nur extrem fasziniert über die Effektivität der einfachen Möglichkeiten, ich konnte mich auch von den letzten Resten meiner Symptome verabschieden.

Doch bevor ich übermütig werden konnte, zeigte mir das Leben, in welchen Bereichen noch weiterer Entwicklungsbedarf bestand. Immer noch tappte ich in die immer gleichen Fallen, verhielt mich in vielen Situationen anders, als ich eigentlich wollte, sah mir selbst dabei zu und wusste nicht, wie ich damit aufhören konnte. Schließlich entwickelte ich pragmatische Schritt-für-Schritt-Programme, nach denen ich vorgehen konnte, übte konsequent täglich – und auf einmal klappte es.

Alles, was ich für mich selbst lernte, gab ich auch an meine Klienten weiter und bekam so die Bestätigung, dass es wirklich funktionierte. Und ich schrieb es auf. Mit meinen Büchern stellte sich der Erfolg ein und gleichzeitig der nächste Lernprozess. Plötzlich war ich gänzlich überfordert, wurde nie mehr fertig mit all der Arbeit, die es zu tun gab, schlief nachts unruhig und war morgens schon müde. Als ich mir die Frage stellte, in welche Richtung ich nun gehen wollte, war schnell klar, dass ich mir mehr Leistungsfähigkeit und Effektivität wünschte und ich auch bei einem höheren Arbeitspensum entspannt bleiben wollte. Einerseits griff ich wieder auf meine erprobten Strategien zurück, baute sie aus und achtete verstärkt auf eine konsequente Anwendung, andererseits stellte ich ein weiteres Mal meine Ernährung um und bildete mich auf diesem Gebiet umfassend weiter.

So ist die Idee zu diesem Buch entstanden, vor allem auch deswegen, weil ich bei meiner Recherche mit keinem Werk so richtig zufrieden war. Ich langweilte mich halb zu Tode beim Durcharbeiten der einzelnen Nährstoffe und ihren Wirkungsweisen, alles war im Aufzählstil notiert und trotz meiner Vorbildung gelang es mir am Ende des Tages kaum, etwas von dem zu behalten, was ich gelesen hatte. Teilweise waren die Beschreibungen so kompliziert, dass ich fünf Wiederholungen benötigte, um überhaupt etwas zu verstehen, während andere Bücher nur absolut banales Laienwissen weitergaben. Einen vernünftigen Gesamtüberblick über die Nährstoffe und vor allem ihr Zusammenwirken anstatt loser Aneinanderreihungen fand ich genauso wenig, wie praktikable Tipps zum Ausgleich diverser Mängel auf möglichst natürlichem Wege. Das motivierte mich zusätzlich, dieses Buch zu schreiben und ich halte es für sehr wichtig, da in Sachen sinnvoller Nährstoffversorgung enorme Wissenslücken bestehen, die sich erheblich auf die Gesundheit auswirken können. Oft stelle ich fest, dass nicht einmal das absolute Basiswissen vorhanden ist und dann wieder begegnen mir Menschen, die an sich sehr gut informiert sind und sich sehr bemühen, gesund zu leben, durch den einen oder anderen Missing Link aber doch grobe Fehler begehen.

Generell muss man sagen, dass wir wesentlich weniger gut versorgt sind, als wir glauben und als es möglich wäre. Als moderne Menschen der westlichen Welt haben wir uns ziemlich weit von unserer Natur entfernt. Man macht uns gerne weis, dass die Lebenserwartung steigt, denn schließlich verfügen wir über eine fantastische medizinische Versorgung, erstklassige Hygienestandards, müssen uns keine Sorgen um die Erfüllung unserer Grundbedürfnisse machen und unser Nahrungsangebot ist so vielfältig wie nie. Und dennoch kann ich mir einfach nicht vorstellen, dass die Generation unserer Kinder so alt wird wie die unserer Großeltern, denn bei genauem Hinsehen steigt die Zahl der chronischen Erkrankungen ins Unermessliche. In kaum einer Volksschulklasse finden sich noch fünf völlig gesunde Kinder. Stattdessen leiden schon die ganz Kleinen unter Allergien, Nahrungsmittelunverträglichkeiten, Neurodermitis, Asthma, Rheuma, Migräne, nervalen Störungen wie ADHS, Depressionen oder Panikattacken und vielem anderen mehr. Ich habe bereits eine Achtjährige kennengelernt, die einen Schlaganfall hinter sich hatte, und mehrere ebenso alte Mädchen, die bereits regelmäßig unter Vaginalpilzen litten. Die Lage unter den Erwachsenen ist noch wesentlich dramatischer, oder wie viele Leute jenseits der 30 kennen Sie, die rundum gesund sind? Und wie viele kennen Sie im Gegensatz dazu, die regelmäßig unter Beschwerden leiden, vielleicht sogar unter einer potentiell tödlichen Erkrankung wie Krebs?

Müsste man nicht eigentlich davon ausgehen, dass in den reichsten Ländern der Welt eine gesunde und glückliche Bevölkerung zu Hause ist?

Tatsächlich ist es jedoch so, dass bei den meisten von uns nicht einmal das grundlegendste aller Bedürfnisse erfüllt ist, nämlich die Versorgung aller Körperzellen mit ausreichend Vitalstoffen. In dem, was wir essen, sind sie nicht in ausreichender Menge enthalten, und das, was drin ist, kann oft nur unzureichend aufgenommen werden oder erreicht aufgrund von Gewebeverschlackung die Zellen der Peripherie nicht. Dadurch bleiben Bereiche des Körpers unterversorgt, der Mangel wird an das Gehirn gemeldet und eine erneute Nahrungsaufnahme veranlasst, die den Bedarf an wichtigen Substanzen wieder nicht deckt.

So essen wir viel zu viel vom Falschen und die Lage spitzt sich mehr und mehr zu, wenn auch relativ lange unbemerkt, weil die Regulationsmechanismen des Körpers ganz hervorragend sind und er evolutionsbiologisch darauf programmiert ist, gerade in Notsituationen alles zu geben. Die Mineralstoffdepots, wie zum Beispiel die Knochen, werden entleert und parallel dazu häufen sich immer mehr Substanzen im Gewebe an, die dort nicht hingehören. Sie verstopfen wichtige Transportwege und erschweren zusätzlich sowohl die Zellversorgung als auch den Abtransport von Stoffwechselabfällen. Die tägliche Giftstoffmenge, der wir ausgesetzt sind, tut ihr Übriges.

Dass man auch nicht glücklich sein kann, wenn es dem Körper nicht gut geht, versteht sich von selbst und das ist tatsächlich auch oft das erste, was wahrgenommen wird. Man fühlt sich kraft- und lustlos, ist häufig müde und bei schlechter Stimmung. Viele bitten mich auch um einen Termin, weil sie ihr Gewicht nicht in den Griff bekommen. Sie glauben, etwas falsch zu machen, dabei sind Übergewicht und Heißhungerattacken die logische Folge der unzureichend versorgten Zellen. Ein weiteres Anzeichen für ernstzunehmende Defizite fällt den Betroffenen selbst oft gar nicht auf, wenn man sie nicht explizit darauf hinweist: Der Verlust der Fähigkeit zu fühlen, was einem guttut. Es ist nicht normal, wenn man ständig Gelüste nach Ungesundem hat und erst recht nicht, wenn der Körper schon paradox reagiert, das heißt, wenn Gesundes wie Obst und Gemüse schlecht vertragen wird, zu Blähungen oder vielleicht sogar zu Durchfall führt, während es einem nach dem Hamburger mit Pommes blendend geht. Erst wenn man derartige Anzeichen lange ignoriert, kommt es zu „echten" Krankheitssymptomen oder zu ernsten nervalen Störungen, wie zum Beispiel Depressionen, Panikanfälle, Zwangsneurosen oder ADHS/ADS bei Kindern.

Dabei ist es eigentlich ganz leicht, diesen Prozess umzukehren, indem einerseits gründlich entschlackt und andererseits der Lebenswandel verändert wird. Nur leider bedarf es beim Großteil der Bevölkerung eines enormen Leidensdrucks, um die Bereitschaft hierfür aufzubringen. Zu Ihrer Ermutigung möchte ich gleich vorausschicken, dass das bei weitem nicht so schwer ist, wie es zunächst scheint, solange man sich noch nicht mit den verschiedenen Möglichkeiten auseinandergesetzt hat. Es geht lediglich um das Etablieren neuer Gewohnheiten, die innerhalb kurzer Zeit in Fleisch und Blut übergehen und dann auch nicht mehr als Verzicht wahrgenommen werden. Vieles von dem, was sich davor über Jahre und Jahrzehnte automatisiert hat, wurde völlig unbewusst vom Umfeld übernommen und wird von ganz alleine keinen Spaß mehr machen, wenn man erfährt, wie es sich für den Organismus eigentlich auswirkt. Schnell merkt man dann, dass jeder einzelne Schritt, den man in diese Richtung geht, jede einzelne Maßnahme, die man ergreift, durch mehr Lebensqualität, Gesundheit und Schönheit reich belohnt wird. Die Phase der Umgewöhnung wird leichter, wenn man nicht von heute auf morgen alles verändert, sondern sich kontinuierlich, dafür aber gemächlich, nach vorne wagt und sich immer erst dann neuen Herausforderungen stellt, wenn man mit den vorangegangenen bereits wirklich gut zurechtkommt. Und das Allerbeste ist, dass Sie auch dann bereits eine Verbesserung erfahren werden, wenn Sie nur einen einzigen von den unzähligen Tipps beherzigen, die ich Ihnen in diesem Buch gebe. Vielleicht lecken Sie dann Blut und wollen mehr.

Zunächst einmal lade ich Sie ein, das, was Sie lesen, einfach auf sich wirken zu lassen, dann werden Sie sehr schnell wissen, was davon Sie tatsächlich umsetzen wollen.

Ich möchte Ihnen in diesem Buch beschreiben, warum ich glaube, dass unser Körper einfach nicht dafür gemacht ist, was wir ihm täglich zuführen. Im ersten Teil werde ich Ihnen die verschiedenen Nährstoffgruppen näher vorstellen, Ihnen also zeigen, was Sie genau brauchen und wofür, aber auch, warum bei vielen Menschen unserer Gesellschaft wichtige Bedürfnisse eben nicht befriedigt sind. Anschließend wenden wir uns nachhaltigen Lösungswegen zu. Ich werde Ihnen eine Menge Vorschläge machen, wie Sie – ohne zu verzichten – Schädliches weglassen und vorhandene Defizite auf natürlichem Wege ausgleichen können.

Nachdem ich die körperliche Ebene ungern völlig losgelöst von der geistig-seelischen Ebene betrachte, werden Sie auch etwas über die geistig-seelische Bedeutung von Mangelerscheinungen lesen.

Es würde mich riesig freuen, wenn ich Sie mit diesem Buch berühren, zum Nachdenken anregen oder sogar dazu motivieren könnte, neue gesunde Gewohnheiten zu etablieren. Es ist mir ein echtes Anliegen, Informationen zu verbreiten, die jeder haben sollte, die teilweise jedoch – vielleicht sogar absichtlich – zurückgehalten werden. Womöglich, weil wir als kränkliche, ängstliche Bürger, die von den vergifteten Nahrungsmitteln bis zu den haarsträubendsten Medikamentencocktails und Therapien bereitwillig alles Vorgesetzte konsumieren, viel bequemer und gewinnbringender sind als solche, die selbst denken.

Wie bei all meinen anderen Büchern, aber auch bei meinen Vorträgen und jedem anderen öffentlichen Auftritt, sage ich deshalb stets dazu: Meine Inhalte sind vielleicht höchst plausibel und am eigenen Körper unmittelbar nachvollziehbar, jedoch nicht wissenschaftlich erwiesen. In Vielem widersprechen sie sogar gänzlich der wissenschaftlichen Lehrmeinung, was ihnen aus meiner Sicht jedoch nichts von ihrem Wahrheitsgehalt nimmt. Erstens währt selten etwas so kurz wie das, was die Wissenschaft als die einzige Wahrheit erachtet, bevor sie sich selbst in vielen Fällen bereits zehn Jahre später das Gegenteil beweist, und zweitens ist die herrschende Wissenschaft stets nur die Wissenschaft der Herrschenden.

Last but not least aber gibt es für mich keine absolute Wahrheit, sondern jeder muss seine eigene finden und das tun, was ihm stimmig erscheint. In diesem Sinne: Haben Sie viel Freude beim Lesen und glauben Sie mir nichts, sondern probieren Sie es aus.

Herzlich, Alexandra Stross

TEIL I: DIE AUSGANGSSITUATION

Makronährstoffe

Zunächst einmal sollten Sie wissen, dass man zwischen Makro- und Mikronährstoffen unterscheidet. Die Makronährstoffe sind in größerer Menge im Körper vorhanden und liefern dem Körper Energie. Man zählt dazu die Kohlenhydrate, die Proteine, die Fette und den Alkohol. Letztgenannter ist der beste Energielieferant von allen und gleichzeitig absolut vernachlässigbar, weil es bekanntermaßen sehr ungesund ist, ihn regelmäßig zu konsumieren.

Von den Mikronährstoffen benötigen wir wesentlich weniger und sie liefern uns keine Energie. Nichtsdestotrotz sind sie lebensnotwendig. Zu den Mikronährstoffen gehören die Mineralien, die Vitamine, die Spurenelemente, die sekundären Pflanzenstoffe und die Ballaststoffe.

Eine Sonderstellung nimmt das Wasser ein, das ebenfalls keine Energie liefert, aber in großen Mengen benötigt wird. Fehlt es, erlischt das Leben schneller als bei jedem anderen Nährstoff.

Makronährstoffe

- Kohlenhydrate
- Proteine
- Fette
- (Alkohol)

Makronährstoffe versorgen den Körper mit Energie.

Mikronährstoffe

- Mineralien, Mengen-, Spurenelemente
- Vitamine
- Sekundäre Pflanzenstoffe
- Ballaststoffe

Mikronährstoffe liefern keine Energie, sind aber genauso lebensnotwendig.

Wasser

Kohlenhydrate

Haben Sie schon einmal das Schlagwort „Low Carb" gehört? Es bezeichnet eine Diät, bei der wenig Kohlenhydrate, dafür aber vermehrt Gemüse, Fleisch und Eier sowie hochwertige Fette gegessen werden. Die Zahl derjenigen Menschen steigt, die sich dauerhaft für eine solche Ernährungsform entscheiden, weil hauptsächlich Brot, Nudeln und Co für Übergewicht und das sogenannte Metabolische Syndrom verantwortlich gemacht werden – eine Stoffwechselstörung, aus der sich in weiterer Folge viele Zivilisationskrankheiten entwickeln können. Doch nicht die Kohlenhydrate an sich sind schlecht, denn eigentlich sind sie ein ganz wichtiger Grundbaustoff der Natur, vor allem Pflanzen bestehen hauptsächlich aus ihnen. Und der Traubenzucker, als einer der wichtigsten Vertreter dieser Nährstoffgruppe, bildet die Grundlage für unseren gesamten Energiestoffwechsel. Die Art und die Menge, in der wir Kohlenhydrate jedoch in der Regel heute konsumieren, unterscheidet sich stark von der unserer Vorfahren und ist in hohem Maße ungesund.

Wir haben gelernt, dass Zucker guttut

Die wahrscheinlich größte Ernährungssünde unserer Gesellschaft ist der Zucker. Wir konsumieren enorme Mengen davon, sind richtiggehend süchtig danach und haben gelernt, dass wir uns damit etwas Gutes tun. Schon als Kinder wussten wir, dass Schmerzen schnell nachlassen, wenn man sich einen Keks zwischen die Zähne schiebt, dass man ein Bonbon bekommt, wenn man besonders brav war, dass das Cola im Restaurant etwas ganz Besonderes ist und dass das Stück Traubenzucker unsere Konzentration stärkt. In der ersten Klasse wurde es bei uns vor Tests verteilt, und dass mir danach immer so schlecht wurde, dass es meinem Testergebnis sicher nicht förderlich war, konnte mich nicht davon abhalten, es beim nächsten Mal wieder zu essen. Aufgrund der Erfahrung mit der einen oder anderen Tablette, die ich damals schon bekommen hatte, war mir klar, dass „gesunde" Dinge sich manchmal eben nicht gut anfühlen. Doch bald schon änderte sich die Lage dahingehend, dass mein Körper sich nicht mehr gegen große Zuckermengen zur Wehr setzte. Wenn ich zurückdenke, was ich davon in der Volksschule schon zu mir genommen habe, wird mir heute noch schlecht. Als Pausenbrot war bei uns die Mohrenkopfsemmel groß in Mode. Der Genuss, dieses Schaumzuckermonster mit Fettglasur zwischen den beiden Brötchenhälften zu zerdrücken, war schon enorm, doch maximal halb so groß wie der anschließende Verzehr der unglaublichen Sauerei. Dazu gab es die bekannten Fruchtsaftgetränke mit Strohhalm aus den kleinen Tetrapacks. Niemand wäre je auf die Idee gekommen, seinem Kind eine Wasserflasche mit in die Schule zu geben. Doch damit noch nicht genug. Zu Hause wartete dann die Kiste mit der Limonade, die Nussnougatcreme, zu der man gar nicht wirklich unbedingt ein Brot essen musste, und kennen Sie vielleicht auch dieses unglaublich leckere malzige Pulver, mit dem man sich ein Kakaogetränk hätte herstellen können, wenn man nicht die gesamte Dose einfach pur gelöffelt hätte? Stundenlang hatte man dann auch danach noch etwas davon, weil sich immer mal wieder ein Brocken löste, der sich in den Zähnen festgeklebt hatte.

Vor allem bei meiner Oma gab es die Süßspeisen nicht nur als Nachtisch oder Nascherei, sondern gleich als Hauptgericht. Vom Pfannkuchen mit Marmelade, der bei uns in Österreich natürlich Palatschinke heißt, über Marillenknödel bis zum Reisauflauf und danach auch gerne noch ein paar Pralinen oder ein Paket von den bekannten Wiener Waffeln mit der Haselnusscreme im rosa Alupapier, weil das Kind so brav gegessen hat. Mehr als zwanzig Jahre meines Lebens dachte ich nicht einmal ansatzweise über all diese Gewohnheiten nach. Doch als mein Herz nicht mehr so schlug, wie es sollte, begegnete ich einem Arzt, der mir erklärte, dass Zucker ein Nervengift sei, und er riet mir, bei meinen Beschwerden konsequent darauf zu verzichten. Knapp drei Jahre zog ich das damals durch und es fiel mir wirklich schwer. Nicht nur, weil ich zu dieser Zeit noch sehr viele industriell gefertigte Produkte konsumierte, die allesamt Zucker enthalten, sondern auch, weil ich entdecken durfte, dass ich süchtig war. Wochenlang war ich schlecht gelaunt, hatte das Gefühl, es fehle mir etwas, und ich träumte sogar von Süßspeisen. Später wurde es besser, aber ganz hörte das Verlangen nie auf – rückblickend wohl deshalb, weil meine Einstellung einfach nicht die richtige war. Ich tat mir selbst leid, weil ich verzichten musste. Mein Körper war mir im Grunde egal, ich wollte nur schnellstmöglich meine Beschwerden loswerden, um dann wieder genauso weitermachen zu können wie vorher. Eine Herangehensweise, die ich heute niemals einem meiner Klienten raten würde, weil eine derartige Haltung für eine nachhaltige Heilung nicht gerade förderlich ist. Doch nichtsdestotrotz erreichte ich eine deutliche Besserung dadurch. Nach den drei Jahren wollte ich wieder normal leben und gönnte mir Desserts und Kuchen, gelegentlich auch einen Eisbecher. Zu so manch alter Gewohnheit kehrte ich jedoch nie wieder zurück, weil es mir einfach nicht mehr möglich war – mein Geschmackssinn hatte sich verändert. Zum Beispiel konnte ich meinen Tee nicht mehr zuckern oder gar Limonaden oder Eistee trinken, sodass es mittlerweile schon fünfundzwanzig Jahre sind, in denen ich nur zu reinem Wasser und in seltenen Fällen zu ungezuckertem Tee oder einem frischen Fruchtsaft greife.

Körperliche und geistige Veränderungen gehen Hand in Hand

Die wirklich nachhaltige Veränderung ergab sich etwas später – langsam und völlig automatisch, ganz ohne jeden Zwang. Durch das Tiermedizinstudium verging mir gründlich der Appetit auf Fleisch und Milchprodukte, vor allem die pure Milch wollte einfach nicht mehr geschluckt werden. Außerdem ersetzte ich nach und nach Weißmehlprodukte durch solche aus dem vollen Korn alter Getreidesorten wie Dinkel und Kamut. Beim Brot stieg ich letztendlich sogar ganz auf sogenanntes Lebenskeimbrot* um, das aus gekeimtem Getreide hergestellt ist und überhaupt kein Mehl und keine Hefe enthält, dafür jedoch viele wertvolle Nährstoffe. Mit jeder dieser Umstellungen fiel es mir zunehmend leichter, den Zucker immer stärker zu reduzieren, sodass ich ihn heute zu Hause vollständig meide und nur bei ganz seltenen Gelegenheiten einmal etwas Süßes probiere, wenn ich einer besonderen Einladung folge oder auf Reisen bin. Dabei habe ich aber nach einem ganz kleinen Happen bereits genug, und dieses innere Verlangen, unbedingt nach etwas greifen zu müssen, kenne ich gar nicht mehr. Im Gegensatz zu meiner ersten zuckerfreien Phase ist das kein Verzicht für mich, sondern eine ganz bewusste Entscheidung, von der ich in vielerlei Hinsicht profitiere. Ich fühle mich freier und wesentlich wohler. So bin ich zum Beispiel leistungsfähiger – ganz ohne die üblichen Tiefs zu bestimmten Tageszeiten – und wesentlich motivierter. Während ich früher meine guten Ideen oft so lange aufgeschoben habe, bis sie wieder in Vergessenheit geraten waren, setze ich sie jetzt einfach um und bin bisweilen selbst erstaunt darüber, dass ich so Vieles schaffen kann, was ich mir früher nicht zugetraut hätte. Natürlich habe ich in den vergangenen Jahren nicht nur meine Lebensgewohnheiten verändert, sondern mich auch geistig-seelisch weiterentwickelt, doch hier stellt sich die Henne-Ei-Frage. Ich kann nicht sagen, was zuerst da war. Jedenfalls geht aus meiner Sicht beides Hand in Hand, denn eine innere Entwicklung wird eine äußere nach sich ziehen und umgekehrt. Dass ich sehr viel weniger friere als früher und meine Haut nicht nur reiner ist, sondern auch weniger trocken, sind weitere körperliche Auswirkungen, die ich bemerke, seit ich zuckerfrei lebe. Sommer wie Winter musste ich mich täglich am ganzen Körper eincremen, weil mich sonst der Juckreiz quälte, und in den kalten Monaten rieselten trotzdem die Hautschuppen herab, wenn ich mich abends auszog. Heute brauche ich überhaupt keine Creme mehr, nicht einmal im Gesicht. Was mich als eitlen Menschen mit am meisten freut ist, dass die unschöne Cellulite auf Po und Oberschenkeln verschwunden ist – ein Effekt, den ich schon von meinem „ersten Mal" kannte, den ich aber wieder vergessen hatte, denn zwischenzeitlich waren die Dellen natürlich zu mir zurückgekehrt.

*) Um Ihnen mühsame Sucharbeit zu ersparen, finden Sie auf der extra für Leser dieses Buches eingerichteten Seite
www.alexandrastross.com/Leserseite-Naturliche-Naehrstoffversorgung
eine Auflistung sämtlicher Produkte oder Seiten, die im Buch empfohlen werden und mit einem Stern gekennzeichnet sind, inklusive der dazugehörigen Links.

Was passiert im Körper, wenn Zucker gegessen wird?

Doch was genau ist so schädlich an Zucker, Nudeln und Weißbrot? Ist Vollkorngetreide wirklich gesünder? Und wo genau liegt für den Körper der Unterschied? Schauen wir es uns der Reihe nach an.

Man unterscheidet bei den Kohlenhydraten die Ein-, Zwei- und Vielfachzucker. Ein Einfachzucker besteht also nur aus einem Zuckermolekül, wie zum Beispiel Glucose, also Traubenzucker, oder auch Fruchtzucker, dessen lateinische Bezeichnung Fructose lautet. Zwei- und Vielfachzucker sind aus mehreren einzelnen Molekülen zusammengesetzt, in welche sie bei der Verdauung im Darm wieder zerlegt werden müssen, um vom Körper aufgenommen werden zu können.

Die Stärke aus Getreide, Kartoffeln oder Hülsenfrüchten, von der sich unsere Vorfahren hauptsächlich ernährt haben, ist ein Polysaccharid, also ein Mehrfachzucker, und besteht aus einer langen Kette aus vielen aneinandergereihten Traubenzuckerteilchen. Die Vorverdauung der Stärke beginnt bereits im Mund durch das Kauen und das Einwirken eines Enzyms im Speichel, der Hauptanteil der enzymatischen Spaltung findet aber im Dünndarm statt. Die vereinzelten Glucosemoleküle gelangen dann über die Darmzellen ins Blut, von dort zunächst in die Leber und anschließend können sie von sämtlichen Körperzellen aufgenommen und zur Energiegewinnung verwendet werden. Leber- und Muskelzellen können die Glucose auch speichern, indem sie sie wieder zu Ketten zusammenfügen. Diese Speicherketten innerhalb der Zellen nennt man Glykogen. Jedoch kann der Traubenzucker nicht einfach so in die Zelle hineingelangen, es bedarf quasi eines Türöffners, und diese Rolle übernimmt das Hormon Insulin. Es wird in der Bauchspeicheldrüse produziert und immer dann ausgeschüttet, wenn der Glucosespiegel im Blut ansteigt. Sobald die Zellen den Traubenzucker aufgenommen haben, sinkt der Blutzucker- und in der Folge auch der Insulinspiegel wieder. Sinkt der Glucosespiegel im Blut zu weit ab, kommt es zu einer Ausschüttung des Gegenspielers des Insulins, nämlich des Glucagons. Es bewirkt, dass aus den Glykogenspeichern in der Leber Traubenzuckerteilchen abgespalten und an das Blut abgegeben werden. Die Speicher in der Muskulatur werden für die schnelle Energiebereitstellung bei der Muskelkontraktion benötigt.

So weit so gut, solange alles einwandfrei funktioniert, jedoch ist dieser Ablauf relativ häufig gestört. Übersteigt die Zuckeraufnahme nämlich den Bedarf, was bei Vielen leider ein Dauerzustand ist, kann die Glucose nicht unbegrenzt gespeichert werden. Im Schnitt kann ein Mensch nur etwa 450 Gramm Glykogen speichern. Zu viel freier Traubenzucker würde die Zelle jedoch vergiften, sodass der steigende Insulinspiegel dann ignoriert und weiterem Nachschub der Einlass verwehrt wird. Weil der Blutzucker nicht absinkt, wird weiteres Insulin ausgeschüttet, was maximal eine ganz geringe Glucoseaufnahme in die Zellen bewirkt. So bleibt sowohl der Blutzucker- als auch der Insulinspiegel dauerhaft erhöht. Man spricht nun von einer sogenannten Insulinresistenz, deren Entstehung durch folgende Faktoren begünstigt wird:

- **Stress:**
  Die Zellen sind darauf programmiert, unter Stress weniger oder gar keine Glucose als Reaktion auf das Insulin aufzunehmen, weil speziell bei Muskel- und Nervenzellen die Aufnahme auch ohne das Hormon aus der Bauchspeicheldrüse funktioniert. Evolutionsbiologisch konnte Stress bedeuten, dass es um Leben und Tod geht, und nur so war sichergestellt, dass die gesamte Energie dort zur Verfügung steht, wo sie in solchen Fällen am dringendsten benötigt wird, nämlich in den Nerven und Muskeln.
  Dass wir in die Situation kommen könnten, unter Dauerstress zu stehen, damit hat die Natur nicht gerechnet.

- **Bewegungsmangel**
  Wer sich nicht bewegt, verbraucht wesentlich weniger Energie und wird so auch schneller mit dem nächsten Faktor konfrontiert, dem

- **Überangebot**

- **Fettleber**
  Die Leber nimmt normalerweise sofort die Hälfte des aufgenommenen Zuckers auf, ist sie jedoch verfettet, kann sie das nicht und reagiert nicht mehr auf das Insulin. Für den restlichen Körper steht dann wesentlich mehr Glucose zur Verfügung, und die Insulinresistenz breitet sich sehr schnell aus. Wie es zur Entstehung einer Fettleber kommt, schauen wir uns gleich noch an.

Die Folgen der Insulinresistenz

Die Insulinresistenz bleibt natürlich nicht ohne Folgen. Nachdem dieses Hormon auch die Aufnahme von Aminosäuren – das sind die Bausteine der Eiweiße – und Fetten in die Zellen begünstigt, wird bei einem konstant hohen Spiegel ständig Fett in den Zellen eingelagert. Bald wird das dann auch durch diverse Pölsterchen sichtbar – und zwar zuerst in der Bauchgegend, weil das Gewebe dort besonders empfänglich für die Wirkung des Insulins ist. Noch gar nicht so lange weiß man, dass von den Fettzellen immer dann, wenn sie gut gefüllt sind, ein Hormon an das Blut abgegeben wird, das dem Gehirn Sättigung signalisiert. Das Hormon heißt Leptin und es bewirkt, dass die weitere Nahrungsaufnahme gestoppt, der Stoffwechsel angekurbelt und die Fettverbrennung aktiviert wird. Außerdem bekommt man ganz automatisch Lust, sich zu bewegen. Rein theoretisch hat die Natur es also so eingerichtet, dass es gar nicht zu Übergewicht kommen könnte. Doch wenn an einer Stelle einmal der Wurm drin ist, werden in der Regel auch andere Regulationsmechanismen in Mitleidenschaft gezogen. Wird der Blutzucker nicht mehr ordnungsgemäß durch die üblichen Schwankungen des Insulinspiegels reguliert, sondern bleibt anhaltend hoch, nimmt das Gehirn das Leptin nicht zur Kenntnis und der Sättigungsimpuls bleibt aus. Der dazugehörige Mensch ist im Hungermodus unterwegs, ist weiter unbefriedigt, auf der Suche nach Nahrung und hat auch keine Lust, sich zu bewegen, weil ein hungriger Mensch sich seine Energien lieber einteilen sollte. Ein höchst unbefriedigender Dauerzustand, der sich ganz von selbst immer weiter verschlimmert.

Außerdem kommt es zu einer Blutdruckerhöhung, weil das Insulin auch eine Wirkung auf die Niere hat – nämlich die, dass sie die Natriumausscheidung drosselt und so auch Wasser zurückgehalten wird. Der Druck in den Gefäßen steigt.

Da jede Reaktion des Körpers ein Versuch der Regulation ist, macht die Blutdruckerhöhung auch noch aus einem anderen Grund Sinn: Da schnell verfügbare Kohlenhydrate – wie Zucker, weißer Reis, helles Brot, Nudeln und all die anderen leckeren Teigwaren – starke Säurebildner sind, führen sie auch zu einer Verschlackung des Bindegewebes und entziehen dem Körper große Mengen an Mineralien. Der Organismus ist nämlich gezwungen, Säuren zunächst mit Hilfe von Mineralstoffen zu neutralisieren, bevor er sie ablagert. Warum er sie überhaupt speichert, anstatt sie auszuscheiden, und wie man hier gegensteuern kann, ist Thema meines Buches *„Natürliches Entgiften – Freiheit für Körper, Geist und Seele"*. Hier nur so viel: Es bleibt ihm nichts anderes übrig, weil der Darm in der Regel chronisch verstopft und überdehnt, der Weg über Niere und Blase durch zu wenig Trinkwasser eingeschränkt ist und andere Möglichkeiten, wie Schwitzen, Infektionskrankheiten oder eine starke Monatsblutung, unterbunden werden. Daraus ergibt sich das größte Paradoxon von allen: Die Ablagerungen bilden ein bedeutendes Hindernis für die Zellversorgung, da ein Teil der angelieferten Sauerstoff- und Nährstoffteilchen nicht mehr problemlos durch das Gewebe diffundieren kann, sondern zwischen den Schlacken steckenbleibt, sodass die Zellen trotz – oder eigentlich besser wegen – der Überversorgung einen Mangel erleiden. Mit der Anhebung des Blutdrucks versucht der Körper, die Wahrscheinlichkeit einer erfolgreichen Zustellung der so dringend benötigten Partikelchen zu erhöhen. Gleichzeitig kann mit dem zurückgehaltenen Wasser die Säureflut verdünnt werden.

So kommt es zu einer Fettleber

Doch noch einmal zur Insulinresistenz und einer ihrer Ursachen. Ich bin Ihnen noch die Erklärung schuldig, wie es zu einer Fettleber kommen kann. Die Leber wird stets als erstes Organ des Körpers unempfindlich gegenüber dem Hormon aus der Bauchspeicheldrüse. Wie bereits erwähnt ist die Kapazität, Glykogenspeicher anzulegen, begrenzt, und zu viel freier Zucker in der Zelle ist giftig. Wenn Stärke aufgenommen wird, die aus Traubenzuckerketten besteht, können sich die Glucoseteilchen anschließend im gesamten Körper verteilen und von jeder Zellart zur Energiegewinnung verwendet werden. Ganz anders verhält es sich, wenn wir Kristallzucker zu uns nehmen, was wir in großen Mengen tun, weil er – wie bereits erläutert – in fast allem enthalten ist, was es im Supermarkt zu kaufen gibt. Die lateinische Bezeichnung für unseren Haushaltszucker ist Saccharose und es handelt sich dabei um einen Zweifachzucker. Jede seiner kurzen Ketten besteht aus je einem Molekül Glucose und einem Molekül Fructose. Im Dünndarm wird er genau wie die Stärke in seine Einfachzucker zerlegt. Der Fruchtzucker hat nun jedoch die besondere Eigenart, dass er ausschließlich von Leberzellen aufgenommen werden kann – und das auch noch ganz ohne den Einfluss des Insulins. Die Aufnahme erfolgt rein passiv aufgrund eines Konzentrationsgefälles, die Fructoseteilchen fließen also automatisch dorthin, wo es weniger von ihnen gibt. Im Optimalfall nämlich in Leberzellen, die gerade einen Energiebedarf haben. Werden jedoch übergroße Mengen angeliefert, kann selbst dann noch ein Konzentrationsgefälle herrschen, wenn die Zelle schon sehr gut gefüllt ist. Unser wichtigstes Energiespeicher- und Entgiftungsorgan wird also mit Fruchtzucker geflutet, ob es ihn braucht oder nicht. Zwar könnte die Fructose rein theoretisch auch zu Glucose umgebaut, ans Blut abgegeben und im Körper verteilt werden, praktisch ist das jedoch überhaupt keine gute Idee, weil der Traubenzuckerspiegel ohnehin schon sehr hoch sein wird. Schließlich wurde er in genau der gleichen Menge aufgenommen wie der Fruchtzucker, und um ihn will sich die Leber verständlicherweise nicht auch noch kümmern. Sie zeigt sich also insulinresistent und nützt die einzige Möglichkeit, die ihr bleibt, um sich nicht mit der Fructose zu vergiften: Sie wandelt sie in Fett um.

Ist es nicht unglaublich, dass der regelmäßige Konsum von Haushaltszucker genau die gleichen Vorgänge im Körper auslöst wie der von Alkohol, und dass das eigentlich niemand weiß? Und das, obwohl das weiße Gift so unglaublich vielen Lebensmitteln beigemengt ist, auch solchen, in denen man es gar nicht brauchen und erst recht nicht vermuten würde?

Man muss schon sehr wohlmeinend sein, um hinter dieser Tatsache – gepaart mit der scheinbar doch recht gezielten Desinformation – keine böse Absicht zu vermuten.

Aus dem Biologieunterricht ist mir jedenfalls lediglich im Gedächtnis geblieben, dass der Zucker aus Glucose und Fructose besteht, und beides war für mich ausschließlich positiv belegt, bevor ich mich gezielt aus alternativen Quellen zu informieren begann, wozu es allerdings eines ziemlichen Leidensdruckes bedurfte. Davor war für mich klar: Traubenzucker ist DIE Energiequelle des Körpers und Fruchtzucker ist schließlich etwas ganz Natürliches, denn der kommt vor allem in Obst vor, und Obst ist gesund.

Die wichtige Rolle der Ballaststoffe

Tatsächlich ist es das ja auch, jedoch mit der ein oder anderen kleinen Einschränkung. Ganz grundsätzlich ist das, was die Natur uns bietet, immer gesünder als alles, was der Mensch bereits in irgendeiner Form bearbeitet oder gar selbst chemisch hergestellt hat. Wann immer Glucose oder Fructose in der Natur vorkommen, sind sie mit Ballaststoffen vergesellschaftet. Diese Ballaststoffe sind – wie auch die Stärke – langkettige Vielfachzucker, die jedoch nicht dafür verwendet werden, dem Gesamtorganismus Energie zur Verfügung zu stellen. Ballaststoffe aus Obst und Gemüse werden von den Darmbakterien in flüchtige Fettsäuren wie Butter-, Propion- oder Essigsäure umgebaut, die vor allem der Ernährung der Darmzellen dienen und sie daran erinnern, Schleim zu produzieren, während solche aus Samen, wie Chia-, Floh oder Leinsamen, völlig unverändert bleiben und die Peristaltik unterstützen. Doch sie haben noch eine weitere ganz wichtige Aufgabe: Ballaststoffe sorgen dafür, dass aufgenommene Kohlenhydrate langsamer aufgeschlossen und nur nach und nach ans Blut abgegeben werden, sodass der Insulinspiegel nur sehr gemächlich ansteigt und auch kein hohes Level erreicht. Ob es sich also um die Stärke aus Getreide, Kartoffeln oder Hülsenfrüchten oder um die Fructose aus Obst handelt, die natürlichen Kohlenhydrate sind gleichsam in die Substanzen eingepackt, die den Körper vor einem schnellen Blutzuckeranstieg mit all seinen Folgen bewahren.

Ist das nicht genial? Das ist es, nur leider profitieren wir in der Regel nicht davon, weil wir großteils Produkte aus weißem Mehl zu uns nehmen und damit eben Kohlenhydrate, die von ihrer wertvollen Ballaststoffhülle befreit wurden. Leider nehmen wir auch das Obst nicht mehr so zu uns, wie es von der Natur vorgesehen war. Wenn Sie meiner Generation angehören, also zwischen vierzig und fünfzig oder älter sind, können Sie sich vielleicht auch noch erinnern, dass das Obst in Omas Garten deutlich kleiner und saurer war als das, was wir heute kaufen oder auch von den meisten eigenen Bäumen ernten können. Es sei denn, man hat ganz bewusst alte Sorten gepflanzt. Durch die Auslese in der Zucht und diverse Kreuzungen hat der Mensch nämlich auch organische Nahrungsmittel verändert, nicht umsonst spricht man von Obst- oder Gemüseproduktion. In den letzten Jahren wurden unsere Früchte dahingehend „verbessert", dass sukzessive Struktur-, also Ballaststoffe, heraus- und Fructose hineingezüchtet wurde. Niemals würde ich so weit gehen, von Obstverzehr abzuraten, jedoch wäre es eine gute Sache, wenn sich wieder mehr Menschen für den Erhalt alter Sorten einsetzen und entsprechende Artikel im Handel nachfragen würden. Und man kann davon ausgehen, dass eine Frucht umso gesünder ist, je saurer sie ist. Das soll nicht heißen, dass eine stark mit Pestiziden belastete Zitrone, die unreif geerntet wurde, wohltuender ist als ein Apfel aus der Region, aber ein saurer reifer Apfel ist besser für den Körper als ein süßer.

Mit an Sicherheit grenzender Wahrscheinlichkeit hätte die Natur es nicht so eingerichtet, dass die Fructose unsere Leber dermaßen unter Stress setzen kann, wenn diese Substanz in größerer Menge natürlich vorkommen würde. Jedoch konnte sie nicht mit unseren diversen Eingriffen in die Genetik der Pflanzen rechnen, genauso wenig wie damit, welche Mengen an Kristallzucker wir einmal verzehren würden. Letzterer wird zwar auch aus Pflanzen gewonnen, doch wenn Sie dauerhaft jeden Tag so einen Berg an Zuckerrüben essen würden, der Ihrer üblichen Gesamtdosis an Zucker entspräche, würde Ihr Körper das durch die darin enthaltenen Strukturstoffe gut verkraften können. Sie würden es aber nicht schaffen und auch nicht wollen, weil sie dann nichts anderes mehr zu sich nehmen könnten. Es gilt also nicht nur der bekannte Spruch „Die Dosis macht das Gift", sondern es zeigt sich wieder einmal, dass sich der Mensch besser nicht einbilden sollte, die Natur verbessern zu können, und dass ein isolierter Stoff nicht einmal im Entferntesten die biologische Wirkung auf den Gesamtorganismus hat wie ein kompletter Pflanzenbestandteil in seiner ursprünglichen Zusammensetzung. Gleiches gilt übrigens auch für pharmazeutische Wirkstoffe, die aus Heilpflanzen gewonnen werden. Sie können ein komplettes Kräuterbeet abernten und alles auf einmal verspeisen und werden sich doch nie eine Überdosis einhandeln. Nehmen Sie jedoch Kapseln oder Tropfen, die nur einen Wirkstoff enthalten, sieht die Sache völlig anders auch, auch wenn das, was Sie da schlucken, hundertmal „rein pflanzlich" ist, ein Schlagwort, mit dem man Menschen offensichtlich ganz leicht dazu bringen kann, völlig bedenkenlos Dinge einzunehmen, deren Wirkung oft nicht einmal die Hersteller selbst genau abschätzen können. Von synthetisch hergestellten Pharmazeutika möchte ich gar nicht erst sprechen.

Schnell verfügbare Kohlenhydrate lieber meiden

Doch ich schweife ab, zurück zu den Kohlenhydraten. Generell gilt also: Je schneller sie aufgenommen werden, umso höher ist der Insulinbedarf, und dauerhaft droht dann eine Unempfindlichkeit der Zellen gegen das Hormon. Die bei weitem größte Gefahr bergen diesbezüglich übrigens zuckerhaltige Getränke, die Sie Ihrer eigenen und der Gesundheit Ihrer Familie zuliebe unbedingt meiden sollten.

Es sollte nun auch klargeworden sein, was wahrscheinlich den wesentlichsten Unterschied zwischen Weiß- und Vollkornmehl ausmacht. Ersteres und all seine Produkte zählen – wie der Zucker selbst – zu den sogenannten schnell verfügbaren Vertretern der Kohlenhydratgruppe.

Volles Korn lässt dagegen den Blutglukose- und den Insulinspiegel nur mäßig ansteigen, benötigt bereits deutlich mehr Energie für den Verdauungsprozess und enthält darüber hinaus um zwei Drittel mehr Mineralstoffe und Vitamine. Das ist deswegen bedeutsam, weil Kohlenhydrate generell sauer verstoffwechselt werden und daher – wie bereits erwähnt – durch Mineralien neutralisiert werden müssen. Sind im zu neutralisierenden Lebensmittel diese Mineralien enthalten, ist der Körper nicht gezwungen, seine Speicher zu entleeren. Ist das jedoch nicht der Fall, wie bei Weißbrot oder Nudeln, werden dem Körper nicht nur keine Mineralstoffe zugeführt, sondern auch noch welche entzogen. Und zuletzt kommt ein ganz wichtiger Effekt, der gerade im Zusammenhang mit den Zuckerrüben angesprochen wurde, auch hier zum Tragen: Je naturbelassener Sie essen, umso besser werden Sie spüren, wann Ihr Körper genug hat, beziehungsweise werden Sie auch tatsächlich früher genug haben, weil Sie mehr Nährstoffe aufnehmen. Während ich früher problemlos etwa sechs Scheiben Weißbrot zu Abend essen konnte, habe ich heute mit zwei halb so großen von meinem Lebenskeimbrot mehr als genug. Wenn ich meine Pizza ohne Hefe nur zur Hälfte mit Vollkornmehl zubereite, kann ich nur das halbe Blech verputzen, nehme ich aber nur helles Dinkelmehl, esse ich mehr als ein ganzes. Und wenn Sie sich jetzt wundern, warum ich keine Hefe verwende, dann deshalb, weil Hefe einerseits eine Verpilzung begünstigt und andererseits ebenso dazu beiträgt, den Blutzucker in die Höhe zu treiben. Umso schneller ein Teig bei der Zubereitung „geht", umso schneller kann er auch aufgeschlossen werden. Sauerteigbrot ist also gesünder als Hefebrot, es gibt aber sogar welches, das ohne beides gebacken wird. Informieren Sie sich am besten bei Ihrem Biobäcker.

Apropos Verpilzung: Diverse Pilzarten, wie zum Beispiel Candida, freuen sich riesig über unsere süßen Gewohnheiten. Sie können den Zucker – ebenso wie den Alkohol – von allem, was wir zu uns nehmen, am besten zur Energiegewinnung und zur exponentiellen Vermehrung nützen, dicht gefolgt von anderen starken Säurebildnern wie Weißmehl oder tierische Eiweiße, über die wir später noch ausführlich reden werden. So verdrängen die Pilze sehr schnell die gesunde Keimflora und überwuchern zunächst den Darm, bevor sie sich über die Blutbahn im gesamten Körper verteilen und sich unangenehm juckend und äußerst unschön als Vaginal-, Fuß- oder Nagelpilz präsentieren, gerne auch mit den klassischen rauen, runden Flecken überall anders auf der Haut. Gerade Kinder sind sehr oft schon in ganz jungen Jahren davon betroffen, vor allem im Windelbereich, im Gesicht und auf der Kopfhaut, manchmal auch gepaart mit Haarverlust. Dem Ganzen mit klassischen Pilzcremes oder gar Cortisonsalben zu Leibe zu rücken, verschlimmert die Ursache dauerhaft nur. Die einzig nachhaltige Hilfe bringt gründliches Entgiften mit basischen Bädern, wenn möglich einer Darmreinigung über Wassereinläufe und natürlich der konsequente Verzicht auf Zucker.

Für viele Kinder ist das erstaunlicherweise oft leichter als für Erwachsene – vorausgesetzt, es wurde ihnen in einem Gespräch die Sinnhaftigkeit dieser Maßnahme genau erklärt. Dennoch sollten Eltern mit gutem Beispiel vorangehen, wenn der Nachwuchs betroffen ist. Die Mühe wird sich lohnen, denn schließlich ist eine Pilzbelastung nicht nur lästig und sieht hässlich aus, sie belastet den Körper auch erheblich, weil die Mitbewohner giftige Stoffe ausscheiden, die zu Verdauungsstörungen, Kopfschmerzen und vielen anderen Symptomen führen können.

Ist „zuckerfrei" gesund?

Nun stellt sich noch die Frage: Wenn Zucker so ungesund ist, ist dann „zuckerfrei" gesund?

Nein, leider nicht, denn das ist nur eines von vielen Prädikaten, das sich die Industrie ausgedacht hat, um Kunden in die Irre zu leiten und dadurch den Absatz zu steigern. Artikel aus dem Supermarkt, die als zuckerfrei oder „light" ausgewiesen sind, enthalten chemische Zuckerersatzstoffe, die mit höchster Vorsicht zu genießen sind. Der bekannteste Vertreter ist wahrscheinlich das Aspartam, das im Internet höchst kontrovers diskutiert wird. Zwar gibt es Studien, die seine angebliche Unbedenklichkeit belegen, hierzu muss man aber wissen, dass derartige Forschungsprojekte in der Regel von den Herstellern selbst finanziert werden, was die Unabhängigkeit des Ergebnisses stark in Frage stellt. Andere Quellen übermitteln recht plausibel, dass dieser Stoff eindeutig mit diversen Nervenschäden bis hin zu Gehirntumoren in Verbindung gebracht werden kann und bei vielen Versuchstieren zu einem sehr schnellen Tod geführt hat. Außerdem soll es zu haarsträubenden Unregelmäßigkeiten im Zulassungsverfahren gekommen sein. Ganz persönlich stehe ich rein synthetischen

Substanzen ohnehin äußerst skeptisch gegenüber, genauso wie industriell gefertigten Nahrungsmitteln im Allgemeinen. Generell werden diese Stoffe deswegen eingesetzt, weil sie den Blutzuckerspiegel nicht beeinflussen sollen. Erstens ist das umstritten, denn es gibt zwar Studien, die das belegen, aber auch solche, die das Gegenteil beweisen, und zweitens gibt es Forschungen, die darauf hindeuten, dass auch ein süßer Geschmack im Mund eine Insulinausschüttung veranlassen kann, ganz ohne Anstieg des Glucosespiegels. Wenn dem so ist, gäbe es hier einen weiteren die Insulinresistenz begünstigenden Faktor.

Anders verhält es sich mit Ersatzprodukten natürlichen Ursprungs. Der Unterschied zwischen ihnen und dem Zucker selbst ist in etwa der gleiche wie der zwischen Weiß- und Vollkornmehl. Zwar bestehen Honig und pflanzliche Sirupe wie Agaven- oder Ahornsirup auch aus Glucose und Fructose, jedoch enthalten sie weit mehr als nur das – nämlich auch Mineralstoffe, Vitamine und sekundäre Pflanzenstoffe. Honig enthält darüber hinaus auch noch Aminosäuren, also Eiweißbestandteile. Durch die Vergesellschaftung mit anderen Substanzen erfolgt die Aufnahme im Verdauungssystem wesentlich langsamer und der Blutzuckerspiegel steigt nicht so weit an. Außerdem sind die Ersatzstoffe deutlich süßer, sodass eine wesentlich geringere Menge ausreicht, um die geschmacklichen Bedürfnisse zu befriedigen. Gleichermaßen umstritten wie modern ist Stevia, die Pflanze aus Südamerika. Zunächst schmeckt sie sehr süß, angeblich bis zu 450 Mal süßer als Haushaltszucker, im Nachgeschmack ist sie jedoch bitter und alles andere als lecker. Auf dem Markt gibt es die unterschiedlichsten Produkte, von denen etliche so umfangreiche verarbeitende Prozesse durchlaufen haben, dass sie mit der Pflanze nicht mehr viel zu tun haben. Den Blutglucosespiegel lassen sie scheinbar völlig unberührt.

Und trotzdem: Wenn ich ehrlich bin, führe ich höchst ungern die Diskussion, was denn von allen erhältlichen Alternativen die gesündeste sei. Die Menschen, die händeringend nach Ersatz suchen, wenn man ihnen rät, die Finger vom Zucker zu lassen, sind süchtig. Und die Sucht mit anderen Substanzen weiter zu bedienen, mag für den Körper vielleicht ein bisschen weniger schädlich sein, wesentlich heilsamer wäre es aber sicherlich, die Übergangsphase durchzustehen und den Geschmacksnerven die Möglichkeit zu geben, sich umzugewöhnen. Nur so hat man die Chance, irgendwann auch ungesüßte Speisen wieder genießen zu können und ein Gefühl zu entwickeln, was der Körper wirklich braucht und nicht nur seine Mitbewohner, wie zum Beispiel die Pilze. Wer nachgewiesen unter einer solchen Belastung leidet, wird sie jedenfalls nicht loswerden, solange er weiterhin zu Honig, Sirup und Co greift.

Zuckerverzicht ist gut für die Nerven

Im Übrigen ist es nicht nur bei körperlichen Symptomen und deren Prophylaxe ratsam, schnell verfügbare Kohlenhydrate wegzulassen, sondern auch bei seelischen. Die Nervenzellen sind die empfindlichsten Zellen des Körpers und reagieren bereits auf leichte Verschiebungen des chemischen Milieus sehr sensibel. Ich habe die Erfahrung gemacht, dass der Verzicht auf starke Säurebildner in Kombination mit entgiftenden Maßnahmen, wie basische Bäder oder Wassereinläufe, sich auch dann deutlich positiv auf Beschwerden wie Depressionen, Angststörungen, Nervosität und viele weitere auswirkt, wenn keinerlei weitere Therapiemaßnahmen ergriffen werden. Besonders beeindruckend sind die diesbezüglichen Erfolge im Zusammenhang mit ADS/ADHS bei Kindern. Die betroffenen

Kleinen verhalten sich großteils völlig anders, wenn in der Familie bereits einige Zeit der Zucker gemieden wurde. Auch wenn die Umstellung vielleicht anfangs nicht ganz einfach ist, ist das nicht die viel bessere Alternative, als zu potentiell gefährlichen Medikamenten zu greifen? Mittlerweile beobachtet man übrigens auch in der Tiermedizin eine steigende Zahl an hyperaktiven und verhaltensgestörten Hunden, und es hat sich gezeigt, dass in vielen Fällen ein Umstieg von industrieller auf biologisch artgerechte Rohfütterung ausreicht, um die Störungen zu beseitigen. Leider sind nämlich auch in den fertigen Futtermitteln unserer Lieblinge viel mehr Kohlenhydrate enthalten, als gut für sie ist.

Generell gilt für Tier und Mensch gleichermaßen: Die Höhe des Bedarfs in Bezug auf diese Nährstoffgruppe richtet sich sehr stark nach dem Grad der Aktivität. Wer sich viel bewegt, kann ruhig zu mehr Kohlenhydraten greifen, allerdings im Optimalfall zu den wertvollen, möglichst naturbelassenen und nicht zu den schnell verfügbaren.

Meinen Klienten, die mich in der Regel ja deswegen konsultieren, weil sie unter diversen Symptomen leiden, rate ich dringend dazu, zumindest während einer Stabilisierungsphase konsequent auf sämtliche Ernährungssünden zu verzichten, in der wir gemeinsam den Säure-Basen-Haushalt ausgleichen und den Darm inklusive seiner mikrobiellen Bewohner sanieren. Die Länge dieser Phase richtet sich nach Art und Schweregrad der Beschwerden sowie nach der Bereitschaft des Betroffenen, auch über die körperliche Ebene hinausgehende Maßnahmen umzusetzen, wie zum Beispiel diverse Überzeugungen oder Verhaltensmuster zu durchbrechen. Ist das Ziel erreicht, dass der Mensch wieder stabil ist, sich insgesamt vernünftig ernährt, genügend Wasser trinkt, spüren kann, was er braucht, eine gesunde Keimflora beherbergt, die sich in einem guten Immunsystem zeigt, und sich mit seinem Körpergewicht wohlfühlt, spricht nichts dagegen, sich von Zeit zu Zeit auch einmal den einen oder anderen süßen Genuss zu gönnen. Aus meiner Sicht ist alles erlaubt, wozu Sie sich bewusst und aus freien Stücken entscheiden. Nimmt Ihnen ein innerer Drang die Entscheidung ab, für die Sie sich im Nachhinein womöglich auch noch kritisieren, ist Vorsicht geboten.

Wer das gute Körpergefühl kennt, das sich nach der anfänglichen Entbehrung einstellt, von der jede Umstellung begleitet ist, wird merken, dass das Leben insgesamt viel genussvoller wird und auch jenes Essen, welches jetzt vielleicht noch wenig verlockend erscheint, viel schmackhafter und befriedigender ist, als man glaubt. Im zweiten Teil des Buches erhalten Sie von mir noch etliche Tipps, wie Sie dorthin kommen und auch die Umstellungsphase gut überstehen. Für den Moment ist mir nur wichtig zu übermitteln, was eigentlich in Ihnen passiert, wenn Sie sich so ernähren, wie es der Großteil unserer Gesellschaft tut.

Bevor ich das Kapitel abschließe und wir uns der nächsten Nährstoffgruppe zuwenden, möchte ich Ihnen noch eine Frage stellen: Wie viel Kilogramm Zucker, glauben Sie, konsumiert der durchschnittliche Deutsche im Jahr?

Bei meiner diesbezüglichen Recherche habe ich die unterschiedlichsten Antworten gefunden. Die Zahlen reichten von 35 bis zu 70 Kilogramm. Ich finde schon die erste Zahl recht beeindruckend und es lohnt sich mit Sicherheit jedes einzelne Gramm, um das Sie Ihre ganz persönliche Zahl reduzieren.

Hier noch einmal in der Übersicht die wichtigsten möglichen Auswirkungen eines regelmäßigen, uneingeschränkten Konsums schnell verfügbarer Kohlenhydrate:

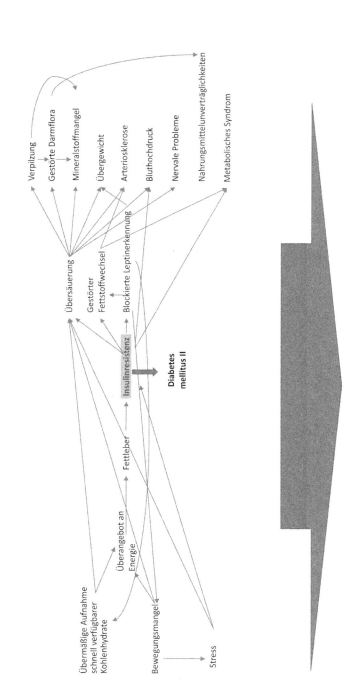

Weitere Zivilisationskrankheiten

Fette

Die Sache mit den Fetten ist eines von vielen Beispielen dafür, dass die Wissenschaft bisweilen recht radikal ihre Meinung ändern kann. Jahrelang war man sich sicher, dass die Vertreter dieser besonders energiereichen Nährstoffgruppe in erster Linie für das weit verbreitete Übergewicht verantwortlich sind und darüber hinaus den Cholesterinspiegel erhöhen, was wiederum zu Arteriosklerose und in weiterer Folge zu Herzinfarkten, Schlaganfällen und anderen Herz-Kreislauf-Erkrankungen führen kann. Mittlerweile weiß man, dass das so nicht stimmt, und dennoch hat es sich hartnäckig im Geist der Menschen festgesetzt, sodass beim Arzt immer noch die Cholesterinwerte kontrolliert werden und fettreduzierte Produkte sich großer Nachfrage im Handel erfreuen.

Doch fangen wir von vorne an und sehen wir uns zunächst an, wozu der Körper Fette braucht, wie sie genau aufgebaut sind und welche Unterschiede die einzelnen Fettarten für den Organismus bewirken.Die Lipide, wie die Fette in der Medizin auch genannt werden, liefern in etwa die doppelte Energiemenge wie eine vergleichbare Menge an aufgenommenen Kohlenhydraten und können im Gegensatz zu diesen auch fantastisch gespeichert werden. Im vergangen Kapitel haben wir gesehen, dass überschüssiger Trauben- oder Fruchtzucker nur sehr begrenzt in Form von Glykogen gelagert werden kann, der Rest wird in Fette umgewandelt. Somit besteht eine ganz wichtige Aufgabe dieser Makronährstoffe darin, als Brenn- und Speichersubstanz zu fungieren, wobei die angelegten Speicher zudem auch noch eine Schutzfunktion erfüllen. Sie helfen mit, die Körpertemperatur zu stabilisieren und bewahren wichtige Organe durch ihre Umhüllung vor heftigen Erschütterungen. Außerdem sind die Lipide wichtige Baustoffe. Sie sind wesentlicher Bestandteil einer jeden Zellwand und der Wände der einzelnen Zellorgane. Besonders viele von ihnen werden in unserem Nervensystem benötigt, das sogenannte Strukturfett im Gehirn wird auch dann nicht abgebaut, wenn der Mensch bereits stark abgemagert ist, und gemeinsam mit Eiweißen formen Fette die sogenannten Myelinscheiden der Nervenfasern. Das sind Ummantelungen, die eine reibungslose Weiterleitung von Impulsen gewährleisten. Darüber hinaus bilden sie die Grundlage für den Aufbau von Sexual- oder Stresshormonen, von Vitamin D und von Gallensäuren, die für die Verdauung unerlässlich sind. Wie der Name schon sagt, sind sämtliche fettlöslichen Vitamine – nämlich A, D, E und K – bei Aufnahme, Transport und Funktion von dieser Nährstoffgruppe abhängig und auch die Absorption etlicher anderer Nährstoffe wird durch die Anwesenheit von Fetten erleichtert.

Ihr Aufbau ist bei weitem nicht so einheitlich strukturiert wie der der Kohlenhydrate. Die Fettsäuren sind jedoch ein fixer Bestandteil und können entweder frei vorkommen oder sie sind an verschiedenste andere Moleküle angebunden. So gibt es unter anderem die Phospholipide, die vorwiegend in Zellmembranen vorkommen und deren Eigenschaften bestimmen, wie zum Beispiel ihre Durchlässigkeit. Im Nervensystem begegnet man vor allem den Sphingolipiden, während die sogenannten Steroide als Hormone, Gallensäuren oder Vitamine fungieren können. Der bekannteste Steroidvertreter ist das Cholesterin, über das wir später noch ausführlich sprechen werden. Etwa 97 Prozent der Fette in unseren Lebensmitteln nehmen wir in Form von sogenannten Triglyceriden auf, die auch als Neutralfette bezeichnet werden. Das sind jeweils drei Fettsäuren, die an ein Glycerinmolekül gebunden sind.

Fettsäuren als fixer Bestandteil eines jeden Fettes

Auch die Fettsäuren selbst sind nicht alle gleich, und ihr Aufbau legt fest, wofür der Körper sie verwenden kann. Es gibt kurz-, mittel- und langkettige Fettsäuren, wobei die meisten Fette aus den letztgenannten bestehen. Mittelkettige kommen nur im Kokos- und im Milchfett vor, und die kurzkettigen hatte ich im Kapitel über die Kohlenhydrate schon erwähnt. Sie entstehen in unserem Darm, wenn die Mikroorganismen dort die Ballaststoffe zerlegen, und werden von den Schleimhautzellen dringend benötigt, um ihre Funktionen ordnungsgemäß erfüllen zu können.

Mindestens genauso wichtig für die Charakterisierung einer Fettsäure wie ihre Länge ist ihr Sättigungsgrad. Man unterscheidet gesättigte von einfach und mehrfach ungesättigten Fettsäuren, die jedoch in unseren Lebensmitteln niemals ausschließlich, sondern immer in einer Mischung auftauchen. Vor allem die Lebensmittel mit einem hohen Anteil an gesättigten Fettsäuren waren es, die lange Zeit als extrem ungesund eingestuft wurden. Man erkennt sie daran, dass sie bei Zimmertemperatur eine feste Form haben. Mit Ausnahme des Kokosöls sind sie in der Regel tierischen Ursprungs.

Gesättigte Fette sind bei Zimmertemperatur fest

Erinnern Sie sich noch an die Zeit, als eigentlich sehr plötzlich die Butter in Verruf geriet, und das Kokosfett, das unter verschiedenen sehr bekannten Markennamen in großen weißen Blöcken verkauft wurde und in meiner Kindheit hauptsächlich zum Kochen verwendet wurde, fast restlos aus den Regalen verschwand? Kokosöl ist übrigens das einzige unter den pflanzlichen Lipiden mit einem sehr hohen Anteil an gesättigten Fettsäuren, genaugenommen nämlich 92 Prozent. Dennoch weiß man heute, dass es sehr gesund ist, dazu aber später noch mehr. Die feste Form ergibt sich durch den chemischen Aufbau, der sehr geradlinig ist, sodass sich die einzelnen Ketten enger aneinanderlagern können und das Gesamtkonstrukt wesentlich dichter wird. Ein höherer Anteil an ungesättigten Fettsäuren bewirkt, dass das Lebensmittel flüssig ist, weil jede einzelne Säure – je nachdem, ob sie einfach oder mehrfach ungesättigt ist – einen oder mehrere Knicke aufweist und so größere Abstände zu den Nachbarsäuren einhalten muss. Mit diesem Wissen kann man auf den ersten Blick erkennen, dass sämtliche Pflanzenöle – außer dem Kokosöl – deutlich mehr ungesättigte als gesättigte Fettsäuren enthalten.

Für unseren Körper sind diese Unterschiede bedeutsam – und zwar bereits bei der Aufnahme. Wie die Kohlenhydrate müssen auch die Lipide im Darm in ihre Einzelbestandteile aufgespalten werden, wozu sowohl Gallensäuren aus der Leber als auch Enzyme aus der Bauchspeicheldrüse benötigt werden. Die ungesättigten Fette, die bei Zimmertemperatur flüssig sind, können leichter zerlegt werden als die mit höherem Schmelzpunkt, sind also besser verdaulich. Nachdem Lipide nicht wasserlöslich sind, herrschen erschwerte Bedingungen für den Transport im Blut, weswegen die langkettigen Fettsäuren in Transportmoleküle – die sogenannten Chylomikronen – verpackt werden müssen, damit sie von der Darmzelle in die Leber gelangen können. Bei den kurz- und langkettigen ist das nicht nötig, sie werden einfach an das Blut abgegeben.

Grundsätzlich ist gut zu wissen, dass alle kurz und mittelkettigen Fette gesättigt sind, die ungesättigten sind alle langkettig. Es gibt jedoch auch einige langkettige gesättigte Fette, wie zum Beispiel die Palmitinsäure, die unter anderem für eine funktionierende Atmung verantwortlich ist, indem sie die Lungenbläschen offen und in ihrer Form hält.

Je komplizierter der Aufbau eines Fettes, umso schwieriger die Aufgabe, die es im Körper erfüllt

Der Großteil der gesättigten und der einfach ungesättigten Fettsäuren wird hauptsächlich als Energielieferant beziehungsweise Reservestoff eingesetzt, wobei die mittelkettigen in der Regel sofort verwendet und die längeren gespeichert werden. Eine weitere Gemeinsamkeit der gesättigten und der einfach ungesättigten Lipide ist die, dass sie vom Körper selbst hergestellt werden können, wie wir im letzten Kapitel gesehen haben, zum Beispiel aus einem Überschuss an Kohlenhydraten, während die mehrfach ungesättigten, die allesamt langkettig sind, als essenziell bezeichnet werden, weil sie mit der Nahrung aufgenommen werden müssen. Sie liefern dem Organismus keine Energie, sondern werden als wichtige Baustoffe benötigt und zu Eicosanoiden umgebaut, die wir uns gleich noch genau ansehen werden.

Weil das alles auf den ersten Blick ein wenig kompliziert anmutet, hier ein kurzer Überblick der wichtigsten Fakten:

Fettsäuren als fixer Bestandteil aller Fette

Gesättigte FS

- kurz-, mittel- oder langkettig
- i.d.R. tierischen Ursprungs
- können vom Körper selbst hergestellt werden
- hauptsächlich Verwendung als Energielieferant; je kürzer die FS, umso kurzfristiger wird die Energie zur Verfügung gestellt

Einfach ungesättigte FS

- langkettig
- pflanzlichen oder tierischen Ursprungs
- können vom Körper selbst hergestellt werden
- hauptsächlich Verwendung als Energiespeicherstoff

Mehrfach ungesättigte FS

- langkettig
- pflanzlichen oder tierischen Ursprungs
- essenziell
- Verwendung als Baustoff bzw. Umbau zu Eicosanoiden

Eicosanoide, Omega-3- und Omega-6-Fettsäuren

Eicosanoide, die aus den essenziellen Fetten gebildet werden, sind hormonähnliche Signalstoffe, die so wichtige Vorgänge wie Entzündungsreaktionen oder die Blutgerinnung regulieren. Von diesen essenziellen, mehrfach ungesättigten Fettsäuren gibt es lediglich zwei Arten, deren Namen Sie mit Sicherheit schon gehört haben: Es handelt sich um die Omega-3- und die Omega-6-Fettsäuren.

Zwar sind beide generell gleichermaßen wertvoll für den Körper, durch diverse Veränderungen in den letzten Jahrzehnten hat es sich jedoch ergeben, dass wir ein Vielfaches an Omega-6-Säuren im Vergleich zu den Omega-3-Säuren aufnehmen. Diese Entwicklung ist nicht gesund, weil ein ausgewogenes Verhältnis zwischen den beiden wesentlich wäre. Während vor etwa vierzig Jahren auf jede Omega-3-Säure im Schnitt fünf Omega-6-Säuren kamen, sind es heute bereits 20, in Amerika sogar 50, da wie dort mit steigender Tendenz. Im Nervensystem wird übrigens genau gleich viel von beiden benötigt, während der restliche Körper mit einem Verhältnis von 1:5 ganz gut zurechtkommen kann. Alles was darüber hinausgeht, hat nachweislich diverse gesundheitliche Auswirkungen.

Beide Arten der essenziellen Fettsäuren werden im Organismus mit Hilfe des gleichen Enzymsystems zunächst verlängert und schließlich in Eicosanoide umgewandelt. Das heißt, es herrscht eine Konkurrenzsituation in Bezug auf die Enzyme, sodass, wenn zu viele Omega-6-Säuren vorhanden sind, die Umwandlung der Omega-3-Säuren reduziert wird oder sogar ganz auf der Strecke bleiben kann. Die Eicosanoide aus beiden Säuren regulieren nun gemeinsam Entzündungsprozesse im Körper. Diejenigen, die aus den Omega-6-Säuren gebildet wurden, wirken entzündungsfördernd, was zunächst kein Nachteil ist. Durch eine akute Entzündung wird das Immunsystem aktiviert, das betroffene Areal stärker durchblutet und die Gefäße für Immunzellen durchlässiger gemacht. Der damit verbundene Schmerz bewirkt zudem eine Schonung, die die Heilung begünstigen soll. Soweit so gut, solange es genügend aus den Omega-3-Säuren hergestellte Eicosanoide gibt, welche die entzündlichen Reaktionen im Zaum halten. Ist das nicht der Fall, erfolgt kein Abklingen mehr und ein chronischer Zustand entsteht. Direkt proportional zum ansteigenden Verhältnis zugunsten der Omega-6-Säuren in unseren Lebensmitteln nehmen also auch chronische Entzündungen jeglicher Art munter weiter zu. Und das, obwohl man diesen Umstand eigentlich ganz leicht positiv beeinflussen könnte, wenn einem denn jemand sagen würde, wie.

Wichtiges Wissen rund um chronische Entzündungen

Jede Woche spreche ich mit mehreren Verzweifelten, die seit Jahren von Pontius zu Pilatus laufen, fast verrückt werden vor Schmerzen und keinen anderen Rat bekommen, als sich mit Cortison oder Schmerzmitteln vollzupumpen. Doch nicht nur im persönlichen Gespräch, auch in meiner Facebook-Gruppe*, in der die Leser meiner Bücher Fragen stellen können, heißt es dann oft: „Eigentlich möchte ich kein Cortison nehmen, doch ich sehe keinen anderen Weg, um meine Entzündung loszuwerden." Doch von Loswerden kann hier gar nicht die Rede sein. Alles, was das Medikament mit den vielen kurz- und langfristigen Nebenwirkungen kann, ist das Immunsystem zu unterdrücken, sodass der Körper nicht mehr melden kann, dass ihn etwas massiv belastet. Deswegen wirkt es auch so fantastisch – und zwar bei nahezu jeder Symptomatik. Ich muss gestehen, solange ich in der tierärztlichen Praxis tätig war, bekam jedes kranke Tier eine „Zauberspritze" mit einem Mix aus einem Antibiotikum, ein paar Vitaminen und Cortison. So hatte man es mir beigebracht, und das wirkte immer. Daran, dass es absurd ist, einerseits mit einem Antibiotikum einen eventuell vorhandenen Keim zu bekämpfen und gleichzeitig die körpereigenen Abwehrprozesse lahmzulegen, muss man sich ja nicht gleich stoßen. Warum auch, wenn so alle schnell wieder zufrieden sind. Wenn das Tier ein paar Jahre später chronisch erkrankt ist, wird den Zusammenhang schwer jemand herstellen können und der Veterinär freut sich. Doch ich möchte gar nicht sagen, dass er es böse gemeint hat, er hat es einfach so gelernt. Wenn Sie ein Haustier haben, fragen Sie gerne mal genau nach, was Ihr Liebling bekommt, wenn Sie zum Tierarzt gehen, und überlegen Sie sich mindestens genauso gut, was Sie sich selbst spritzen lassen oder schlucken. Es gibt wahrscheinlich nichts, was schneller wirkt, als das, was Ihnen der durchschnittliche Arzt empfiehlt, vielleicht aber etwas, das nachhaltig gesünder für Sie ist.

Ich bin zwar heute nicht mehr als Tierärztin tätig, habe aber immer noch etwas in der Hand, womit ich allen helfen kann, egal mit welchen Beschwerden man zu mir kommt: Den Rat zu einem gesunden Lebensstil mit ausreichend Entspannung und Bewegung, regelmäßigen Entgiftungsmaßnahmen, genügend Trinkwasser und einer bewussten Ernährung. Letztere sollte auch ein ausgewogenes Verhältnis an mehrfach ungesättigten Fettsäuren beinhalten.

Das richtige Fett zum Kochen

Das gelingt am besten durch Meidung von Lebensmitteln mit einem hohen Gehalt an Omega-6-Säuren. Dazu gehören alle gängigen raffinierten Pflanzenöle, allen voran Sonnenblumen- und Maiskeimöl. Auch auf Sesam- und Distelöl sollten Sie verzichten. Rapsöl wäre vom Fettsäureverhältnis her eigentlich optimal, jedoch wird es sehr selten naturbelassen angeboten. Beim Raffinationsprozess wird das Fett aus den zerquetschten Pflanzenteilen mit einem benzinartigen Lösungsmittel herausgelöst, anschließend noch ein weiteres Mal mit chemischen Mitteln versetzt und stark erhitzt, um Gerüche zu entfernen und die Haltbarkeit zu erhöhen. Was dabei herauskommt, ist so giftig, dass man sich über essenzielle Fette eigentlich keine Gedanken mehr machen muss, viel lieber sollte man von raffinierten Ölen jeder Art die Finger lassen. Wesentlich besser beraten sind Sie mit einem nativen Olivenöl, das in erster Linie aus einfach ungesättigten Fettsäuren besteht. Sie sollten es lediglich nicht so stark erhitzen, dass es zur Rauchentwicklung kommt. Zum starken Anbraten unter großer Hitze eignet sich besser ein gesättigtes Fett wie die gute alte Butter oder Kokosöl. Generell sollte man wissen, dass die ungesättigten, flüssigen Fette viel reaktionsfreudiger sind und dadurch leichter verderben als die gesättigten. Sie sind empfindlich gegenüber Licht und Wärme und werden leicht ranzig, weil sie Verbindungen mit dem Luftsauerstoff eingehen, was bedeutet, dass sich das Fett zu zersetzen beginnt. Bei starker Hitze, wie zum Beispiel in der Pfanne, kommt es besonders schnell zu dieser Zersetzung und es können stark gesundheitsschädliche, sogar krebserregende Stoffe entstehen.

Während es beim Kochen zu Hause also relativ leicht ist, Omega-6-Säuren zu meiden, kommt man kaum an ihnen vorbei, wenn man regelmäßig zu industriell gefertigten Produkten greift. Auch das Essen im durchschnittlichen Restaurant ist mit sehr hoher Wahrscheinlichkeit mit raffinierten Pflanzenölen zubereitet, vom beliebten Schnellrestaurant oder Imbissstand ganz zu schweigen.

Transfette

Bei Backwaren und anderen Süßigkeiten, diversen Kartoffelprodukten wie Pommes, Kroketten oder Chips, verschiedensten Fertiggerichten, Snacks oder auch Aufstrichen und allen voran bei der Margarine sind übrigens nicht nur die vielen Omeaga-6-Säuren problematisch, sondern auch die sogenannten Transfette. Sie entstehen bei der Teilhärtung von ungesättigten Fettsäuren, wobei die Säuren chemisch so verändert werden, dass sie keinen Knick mehr aufweisen und sich wie die gesättigten ganz eng aneinander lagern können. Auf diese Weise sind sie wesentlich länger haltbar, weswegen sie in der Industrie sehr gerne eingesetzt werden. Leider kann unser Körper sie überhaupt nicht nutzen, sie schaden ihm nur. Sie können nämlich nicht in die Zellen eindringen und erschweren zudem den Austausch sämtlicher anderer Substanzen zwischen Zelle und Zwischenzellsubstanz. Sie sind die einzigen Lipide, die ernstzunehmende gesundheitliche Schäden anrichten können.

Also von wegen, Margarine ist gesünder als Butter, wie man es uns so lange weismachen wollte. Gott sei Dank ist der ausgeprägte Margarine-Hype schon wieder Vergangenheit, zumindest was die Verwendung in purer Form aufs Brot anbelangt. Verarbeitet werden jedoch nach wie vor extreme Mengen davon – und zwar nicht nur in der Lebensmittelherstellung, sondern auch in vielen Haushalten, vor allem, wenn's ums Backen geht. Und wie immer muss man feststellen, wenn der Mensch künstlich verändert, was die Natur zur Verfügung stellt, ist das zwar für irgendjemanden wahnsinnig lukrativ, die Rechnung bezahlen wir aber nicht nur mit unserem Geldbeutel, sondern auch mit unserem Körper. Organisch kommen Transfette nur in verschwindend kleinen Mengen vor – und zwar ausschließlich im Fleisch und der Milch von Wiederkäuern. Sie werden von Mikroorganismen in den mehrteiligen Mägen von Rindern, Schafen und Ziegen gebildet.

Auf ausreichende Zufuhr von Omega-3-Säuren achten

Neben der Meidung von Omega-6-Säuren und den Transfetten, was in der Praxis oft auf das Gleiche hinausläuft, empfiehlt es sich, regelmäßig Nüsse und Samen zu essen, die einen hohen Gehalt an Omega-3-Säuren aufweisen. Vor allem Walnüsse und Leinsamen sind hier eine gute Quelle, sodass der Bedarf mit einer Handvoll von beidem im morgendlichen Müsli bereits gedeckt ist. Dass auch Seefische reich an Omega-3-Fettsäuren sind, hat dazu geführt, dass Fischölkapseln ganz groß in Mode sind. Ich halte es jedoch für keine gute Idee, sie gewohnheitsmäßig zu schlucken. Wie in anderem Zusammenhang bereits erläutert wurde, wirkt ein einzelner Stoff stets ganz anders auf den Organismus als eine natürliche Gesamtkomposition. In der Regel wird sogar damit geworben, dass nur eine wundersame Kapsel mehr von einer bestimmten Substanz enthält, als man über ein Lebensmittel aufnehmen wollte oder könnte. Die Wahrheit ist jedoch die, dass selbst diese extreme Menge in einer Kapsel oft noch immer nicht den gleichen Effekt erzielt wie eine ausgewogene Ernährung. Und es versteht sich von selbst, dass Sie über das Fischöl nicht nur wertvolle Fette aufnehmen, sondern auch das Mikroplastik und verschiedenste Schwermetalle aus dem Meer sowie die großen Mengen an Antibiotika, ohne die excessive Fischzucht genauso wenig möglich ist wie jede andere Massentierhaltung. Außerdem gibt es noch eine weitere Gemeinsamkeit zwischen Fisch- und Fleischkonsum: Die Tatsache, dass heutzutage in der Regel ausschließlich Getreide verfüttert wird, ist der Hauptgrund, warum sich das Verhältnis der essenziellen Fettsäuren in den letzten Jahrzehnten von 5:1 auf 20:1 verschoben hat. Ursprünglich waren nämlich auch Fleisch, Milchprodukte und vor allem Eier gute Omega-3-Quellen. Da Getreide jedoch die Vorstufen von Omega-6-Säuren enthält, während die natürliche pflanzliche Nahrung im tierischen Organismus in Omega-3-Fettsäuren umgewandelt wird, oder besser gesagt wurde, konnte es zu der gravierenden Veränderung kommen. Auch die Fische würden sich normalerweise von Algen oder algenfressenden Kleinfischen ernähren und haben enorm an der Qualität ihrer Fette eingebüßt. Sie können sich also gar nicht so sicher sein, dass Sie mit Fischölkapseln tatsächlich ausgleichend auf Ihren Lipidhaushalt einwirken, denn womöglich ist der Gehalt an Omega-6 höher, als Sie glauben. Es stellt sich nämlich durchaus die Frage, ob die stattgefundenen und nach wie vor fortschreitenden Veränderungen diesbezüglich ständig kontrolliert und wenn ja, auch an den Konsumenten kommuniziert werden. Bekanntermaßen setzt die Industrie ja nicht gerne Schritte, die sich negativ auf den Verkauf eines beliebten Produktes auswirken.

Die Algen enthalten übrigens nicht nur Vorstufen, sondern auch die Omega-3-Säuren selbst, wären also auch für uns Menschen sehr gesund. Leider sind sie in diesen Zeiten – wie alles andere aus dem Meer – stark mit Schwermetallen belastet.

Fettoxidation

Doch noch einmal zurück zu den Fischölkapseln. Weiter oben kam bereits die Reaktionsfreudigkeit der Öle zur Sprache, die umso größer ist, je höher der Anteil an mehrfach ungesättigten Fettsäuren liegt. Es kommt durch die Verbindung mit Sauerstoff zu einem schnellen Verderb, der im Fachjargon als Lipidoxidation bezeichnet wird. Leider kann das nicht nur außerhalb des Körpers vorkommen, sondern auch innerhalb. Die MUFS, wie man die mehrfach ungesättigten Fettsäuren gerne abkürzt, sind anfällig gegenüber freien Radikalen, die im Stoffwechsel anfallen. Diesen Begriff haben Sie sicher schon gehört. Das sind Moleküle, denen ein Elektron fehlt und die deswegen anderen Stoffen die Elektronen entreißen, die dann selbst zu freien Radikalen werden und wiederum andere angreifen. So entstehen richtige Kettenreaktionen, vor allem in den Zellmembranen, in die ja sehr viele Lipide eingebaut sind. Um derartige Kaskaden im Zaum zu halten, benötigt der Organismus die sogenannten Radikalfänger, auch Antioxidantien genannt. Das sind Teilchen, die je nach Bedarf ein Elektron abgeben oder auch aufnehmen können, ohne selbst aggressiv zu werden. Vitamin E und C, die sich gegenseitig unterstützen, gehören in diese Gruppe oder auch diverse sekundäre Pflanzenstoffe, wie zum Beispiel das Betacarotin aus gelben, orangen oder roten Pflanzenteilen oder das OPC, das aus Traubenkernen gewonnen wird. Werden also vermehrt MUFS aufgenommen, steigt automatisch der Bedarf an Antioxidantien und schnell kann der unverhältnismäßig hohe Gehalt einer Kapsel zum Nachteil werden.

Insgesamt muss man sagen, dass der Bedarf an essentiellen Fettsäuren gar nicht hoch ist und sehr einfach zu decken wäre. Probleme in jüngerer Zeit ergeben sich nur durch die enorme Menge an Omega-6-Säuren, die wir über industrielle Produkte aufnehmen, während es gleichzeitig nur noch ganz wenige wertvolle Omega-3-Quellen gibt. Doch auch damit kann man umgehen, vorausgesetzt natürlich, man kennt die Zusammenhänge.

Es gibt übrigens noch eine zweite Gruppe unter den Lipiden, die sehr stark zur Oxidation neigt, und das sind die freien Fettsäuren. Ihr Gehalt an der Gesamtzusammensetzung eines Öls ist niedrig, wirkt sich jedoch stark auf die Haltbarkeit aus. Je weniger freie Fettsäuren ein Öl enthält, umso besser ist die Qualität, die beim Olivenöl über die genaue Bezeichnung auch kommuniziert wird. Leider wissen die wenigsten Verbraucher darüber Bescheid. Während „natives Olivenöl" bis zu drei Prozent freie Fettsäuren enthalten darf, ist es im „nativen Olivenöl extra" nur noch ein Prozent.

Cholesterin

Kommen wir nun zum berühmt-berüchtigten Cholesterin. Es gehört auch zu den Lipiden – genauer gesagt zu den Steroiden – und ist nicht nur ein lebensnotwendiger Stoff, der im Körper für viele verschiedene Zwecke eingesetzt wird, sondern auch ein vieldiskutiertes Gesundheitsthema, über das unzählige, teilweise haarsträubende Halbwahrheiten kursieren.

Cholesterin ist – wie auch andere Fette – ein wichtiger Bestandteil von Zellmembranen, bildet die Grundlage für die Herstellung (medizinisch: Synthese) von Gallensäuren, Sexual- und Stresshormonen und ist am Aufbau von Vitamin D in der Haut beteiligt. Der Körper kann es sowohl selbst herstellen als auch über den Genuss von tierischen Produkten aufnehmen. In Verruf geraten ist es deswegen, weil es offenbar die Fähigkeit besitzt, in Gefäßwände einzudringen. Der Begriff der Arteriosklerose ist in aller Munde. Er beschreibt eine weit verbreitete Zivilisationskrankheit, die durch verdickte und verhärtete Gefäßwände charakterisiert ist und zu erhöhtem Blutdruck und in weiterer Folge zu kompletten Gefäßverschlüssen führen kann – mit einem damit verbunden Versorgungsausfalls des Gebietes hinter dem Verschluss. Während in den meisten Körperbereichen ein derartiger Engpass locker über mehrere Stunden hinweg gut weggesteckt werden kann, reagiert der Herzmuskel bereits innerhalb von Sekunden extrem empfindlich und beginnt abzusterben. Man spricht dann von einem Herzinfarkt, der nach wie vor eine der häufigsten Todesursachen darstellt. Ebenso tödlich kann ein solcher Prozess im Gehirn enden. Bei jeder Arteriosklerose finden sich Cholesterinablagerungen in den verdickten Gefäßwänden. Weil man das bereits seit Anfang des vergangenen Jahrhunderts weiß, hatte man schnell einen Schuldigen gefunden, als Mitte des letzten Jahrhunderts die Herzinfarktraten nach oben schnellten. Zusätzlich fand man heraus, dass der Cholesteringehalt nicht nur durch die Aufnahme des fertigen Cholesterins erhöht wurde, sondern auch nach dem Genuss von gesättigten Fetten messbar wurde. Doch es dauerte noch bis in die Achtziger, bis sich die Cholesterin-Panik, die man von da an zu verbreiten begann, so richtig in den Köpfen der Leute festgesetzt hatte. Wem sein Körper wichtig war, der durfte nicht mehr fett essen, gerade gesättigte Fette galt es peinlichst zu meiden, und natürlich musste der Cholesterin-Gehalt regelmäßig vom Hausarzt kontrolliert werden. Also kochte man nicht mehr mit Butter und Kokosfett, sondern mit raffinierten Ölen, schmierte sich Margarine aufs Brot und kaufte die „gesunden" fettreduzierten Light-Produkte, die in Massen auf den Markt geworfen wurden. Wenn Sie das Kapitel bis hierhin gelesen haben, fällt Ihnen schon der eine oder andere

Hasenfuß an dieser Herangehensweise auf. Die raffinierten Öle enthalten nicht nur ein ungünstiges Verhältnis der essenziellen Fettsäuren, sondern auch viele Gifte. Die Margarine darüber hinaus auch noch viele Transfette. Und die Light-Produkte sind überhaupt der Gipfel.

Light-Produkte

Während ich das schreibe, habe ich übrigens ständig dieses kleine Liedchen aus einem Werbespot meiner Jugend im Kopf, in dem sich eine schlanke junge Frau in einem Schaufenster betrachtet, an dem sie gerade vorbeigeht: „Ich will so bleiben…" – erinnern Sie sich? Genauso, wie seit dieser Zeit jeder Ernährungsberater zu Fettreduktion und stattdessen zu mehr Kohlenhydraten rät, so sind auch in sämtlichen dieser Waren die Fette zum Großteil durch Kohlenhydrate ersetzt worden. Sie wissen bereits, dass ich absolut nichts gegen hochwertige Vertreter dieser Nährstoffgruppe einzuwenden habe, doch die, die hier zugesetzt wurden, sind leider keine hochwertigen Kohlenhydrate. Abgesehen davon hat Fett einen bedeutenden Vorteil: Es macht satt. Der Sättigungseffekt der Kohlenhydrate ist dagegen extrem kurzfristig. Der Blutzucker schnellt in die Höhe, fällt dann aber auch schnell wieder ab, und man hat das Verlangen nach Nachschub. Nicht nur, dass man mit der Light-Variante sicher nichts Gesünderes zu sich genommen hat, als wenn man zum Schwesterprodukt mit dem vollen Fettgehalt gegriffen hätte, man konsumiert davon auch mehr, weil man einfach keine Befriedigung empfindet.

Bei den meisten Ernährungsberatern ist Gott sei Dank in der Zwischenzeit ein Umdenken erfolgt, und die oben erwähnte Marke mit dem eingängigen Liedchen, das vor 20 Jahren wirklich jeder im Ohr hatte, hat ihre Glanzzeiten hinter sich. Nichtsdestotrotz existiert sie nach wie vor, und immer noch stehen eine Menge sinnloser Waren im Regal, weil sie anscheinend nachgefragt werden. Die Milch oder der Joghurt mit eineinhalb Prozent Fett bringen mich schon zum Schmunzeln, doch es würde mich wirklich sehr interessieren, ob jemand, der sich fettreduzierte Chips in den Einkaufswagen legt, es mit dem Gedanken tut, auf seine Gesundheit zu achten. Jedenfalls ist es schon bemerkenswert, wie uns die Industrie und die Medien das Gehirn waschen, und wie wir jedes Gefühl für das, was uns guttut, verloren haben. Mein Mann und ich haben dieses Bewusstsein in den letzten Jahren Schritt für Schritt wieder aufgebaut und wir haben dabei tatkräftige Unterstützung von unseren Hühnern bekommen: Zu Zeiten, als wir uns selbst noch nicht allzu viele Gedanken über industriell gefertigte Lebensmittel gemacht haben, lieferten uns unsere gefräßigen, gefiederten Haustiere den einen oder anderen Denkanstoß, wenn sie unsere Essensreste nicht einmal eines Blickes würdigten, anstatt gierig darüber herzufallen. Das, was die Tiere überließen, wurde in der Regel kein zweites Mal mehr gekauft.

Werden wir bewusst krank gemacht?

Durch meinen Job und all die Forschungen, die ich anstelle, um meine Vorträge und Bücher zu verfassen und meinen verzweifelten Klienten mögliche Lösungswege aufzeigen zu können, weiß ich längst, dass Staat, Medien und Wirtschaft, nun, nennen wir es „gut zusammenarbeiten". Wenn uns etwas angepriesen wird, dann in der Regel nicht in erster Linie deswegen, um uns Gutes zu tun, sondern um sehr viel Geld damit zu verdienen. Leider ist es nun aber so, dass das meiste Geld oft dann verdient wird, wenn wir möglichst viel von dem kaufen, was uns eben nicht guttut. Meine Einblicke in die Tiermedizin sind auf jeden Fall so umfangreich, um sagen zu können, dass sehr bewusst Futtermittel verkauft werden, die chronische Krankheiten erzeugen, um das Geschäft anzukurbeln. Das gilt für die Marken, die sie nur beim Tierarzt kaufen können, in noch stärkerem Maße als für die, die sie in jedem Supermarkt bekommen. Hier wird also ganz eindeutig der Bock zum Gärtner gemacht, und wenn man sich mal in dessen Lage versetzt, muss man sich darüber doch eigentlich gar nicht wundern. Deswegen gehe ich davon aus, dass das in anderen Branchen ganz ähnlich gehandhabt wird. Bis zu einem gewissen Grad ist das natürlich eine Mutmaßung, doch immer dann, wenn ich mich mit einem Themengebiet ausführlicher zu befassen beginne, mich aus diversen alternativen Quellen informiere, bin ich wieder schockiert darüber, wie vertrauensvoll und naiv wir wirklich jeden Köder schlucken, der uns vorgesetzt wird. Ich gebe zu, manchmal braucht es eine gehörige Portion an Engagement und vielleicht sogar Fachwissen, um die Finte entdecken zu können, in vielen Fällen würde jedoch schon ein bisschen Nachdenken helfen. Ebenso frappierend ist es, wie kaltlächelnd uns die andere Seite den haarsträubendsten Humbug verkauft. Wenn die Folgen einer genialen Geschäftsidee dann allzu offensichtlich werden, kann man sich ja immer noch auf neueste Forschungsergebnisse berufen, die man vorher eben leider noch nicht hatte. Sicher hat man in den letzten Jahrzehnten rund um das Cholesterin eine Menge neuer Erkenntnisse gewonnen, doch man wusste immer, dass es in etwa ebenso viele Herzinfarktpatienten ohne erhöhte Cholesterinwerte wie solche mit erhöhten gab. Darüber hinaus konnte jeder, der sich damit beschäftigte, anhand von Statistiken ganz leicht sehen, dass gleichzeitig mit Einsetzen der Low-Fat-Welle die Diabetes-Raten in die Höhe schnellten, während die

Arteriosklerosefälle keinesfalls weniger wurden, sondern sich ebenfalls weiter steigender Tendenz erfreuten. Und vermutlich war es auch kein Zufall, dass die Forschungen des Ernährungswissenschaftlers John Yudkin, die bereits Anfang der siebziger Jahre auf genau die Zusammenhänge hinwiesen, die heute als neu gelten, einfach unter den Teppich gekehrt wurden – nämlich nachdem von Seiten der Zuckerindustrie interveniert worden war. Yudkin zeigte auf, dass der Zucker sehr viel stärker für die gesundheitlichen Folgen verantwortlich war, die eigentlich den Fetten angelastet wurden, und darüber hinaus auch noch andere weitreichende Schäden verursacht, die wir im vorangegangenen Kapitel schon ausführlich besprochen haben.

Wie aussagekräftig sind Cholesterinwerte?

Im Zusammenhang mit der Verdauung wurde bereits ganz kurz erwähnt, dass Lipide aufgrund ihrer fehlenden Wasserlöslichkeit nicht einfach so im Blut transportiert werden können. Deswegen muss auch das Cholesterin zuerst in Transportmoleküle verpackt werden, bevor es an seinen Bestimmungsort gebracht werden kann. Als solche fungieren verschiedene Lipoproteine, die im Inneren Fettcharakter haben, damit sie das Cholesterin aufnehmen können, und außen eine wasserlösliche Proteinhülle haben, damit sie im Blut gelöst und mitgenommen werden können.

Vielleicht haben Sie schon die Schlagworte HDL- und LDL-Cholesterin gehört. Man spricht auch vom guten und vom schlechten Cholesterin, wohingegen in der Substanz an sich überhaupt kein Unterschied besteht. Ersteres ist lediglich in ein Transportmolekül größerer Dichte verpackt (HDL ist die Abkürzung für High Density Lipoprotein), das stets dafür zuständig ist, das Cholesterin aus dem Gewebe in die Leber zu liefern, wo es zu Gallensäuren abgebaut wird. Über das HDL beziehungsweise das, was in ihm enthalten ist, muss sich also weder der Körper noch der Arzt irgendwelche Sorgen machen, denn es ist ohnehin gerade dabei, entsorgt zu werden. Das Low Density Lipoprotein oder LDL hat geringere Dichte und bringt das Cholesterin ins Gewebe. Wenn man das weiß, wird sofort klar, dass gar nicht in erster Linie die absolute Cholesterinmenge aussagekräftig ist, sondern vor allem das Verhältnis zwischen dem, was angeliefert und dem, was wieder weggeschafft wird. Schaut man sich nun an, wie sich die verschiedenen Fette auf dieses Verhältnis auswirken, kann man Folgendes feststellen: Die gesättigten Fette erhöhen das LDL und das HDL in gleichem Maße, also die Gesamtcholesterinmenge im Körper. Die ungesättigten Fette erhöhen das HDL und senken das LDL, was einen wichtigen Grund darstellt, warum sie als gesünder gelten und es tatsächlich auch sind, solange sie nicht raffiniert oder zu hoch erhitzt wurden und der Anteil an Omega-6-Fettsäuren nicht zu groß ist. Die unverwertbaren Transfette verhalten sich genau umgekehrt. Das LDL steigt und das HDL sinkt, was ziemlich ungünstig ist.

Doch nun wird es erst richtig interessant, denn wir wenden uns noch einmal den Kohlenhydraten zu. Wir haben gesehen, dass die Leber einen Energieüberschuss durch Zucker oder Alkohol in Fette umwandeln muss, um ein Überleben der Zellen zu gewährleisten. Diese Lipide werden in Form von Triglyceriden gelagert, aber auch ans Blut abgegeben, weil eine unbegrenzte Lagerung natürlich nicht möglich ist. Diese Abgabe kann – genauso wie beim Cholesterin – nur mit Hilfe von Transportmolekülen erfolgen. Die Taxis für die Triglyceride sind die sogenannten VLDL (Very Low Density Lipoproteins). Wenn eine Blutuntersuchung einen hohen Triglyceridgehalt ergibt, bedeutet das, dass viele VLDL im Blut unterwegs sind, was übrigens ein deutliches Zeichen für eine Insulinresistenz ist. Und weil die Transportproteine untereinander kommunizieren und sich gegenseitig beeinflussen, kommt es bei einem hohen Spiegel an VLDL und gleichzeitig niedrigem HDL dazu, dass die LDL ihre Zusammensetzung verändern und neben dem Cholesterin nun auch Triglyceride einlagern. Sobald ein solches LDL-Taxi am nächsten Fettgewebe vorbeikommt, kann es dort sehr leicht die Triglyceride wieder abgeben, während das Cholesterin nicht irgendwo hingehört, sondern einem speziellen Bestimmungsort zugeführt wird. Das Transportprotein ist dann also nur noch zur Hälfte beladen und kann sich zu einer geringeren Größe zusammenziehen. Man spricht nun von einem sogenannten Typ B LDL, das wesentlich kleiner ist, als es die LDLs normalerweise sind. Einzig und allein diese Mini-Taxis sind es, die nun in die Gefäßwände eindringen und zum Krankheitsbild der Arteriosklerose führen können.

Vereinfachte Darstellung der Entstehung von LDL-Typ B, das Arteriosklerose verursachen kann:

⬆VLDL + ⬇HDL = LDL Typ B

Damit ist also eindeutig belegt, was die Statistiken zeigen, nämlich, dass sich eine Reduktion des Fettkonsums bei gleichbleibender oder sogar gesteigerter Menge an schnell verfügbaren Kohlenhydraten keinesfalls günstig auf das Herz-Kreislauf-System auswirkt, sondern ganz im Gegenteil. In anderen Worten: Arteriosklerose wird – genau wie viele andere Zivilisationskrankheiten auch – in erster Linie von Zucker und anderen schnell verfügbaren Kohlenhydraten verursacht und keineswegs von bestimmten Fettarten, wie so lange behauptet wurde.

Zudem wäre geklärt, warum es so viele Infarktpatienten gibt, die einen völlig normalen Cholesterinspiegel im Blut haben. Nämlich deshalb, weil der Cholesteringehalt bei sehr vielen zur Hälfte beladenen kleinen LDLs gar nicht so besonders hoch sein muss. So kann ein Patient mit einem normalen Cholesterinspiegel wesentlich gefährdeter sein als einer mit einem erhöhten, sofern letzterer nur LDL Typ A im Blut hat und womöglich auch noch ausreichend HDL. Im Endeffekt muss man fast sagen, dass die so beliebte Bestimmung des Cholesterinspiegels nahezu überhaupt keine Aussagekraft bezüglich einer Gefährdung für Arteriosklerose hat, solange die Transportmoleküle nicht genau differenziert werden. Bisher kann zwar das VLDL, LDL und HDL angeschaut werden, die so bedeutsame Unterscheidung zwischen Typ A und Typ B LDL wird aufgrund des Aufwands und der hohen Kosten allerdings bis heute so gut wie nicht durchgeführt.

Man mag sich gar nicht ausmalen, wie viel Leid und Geld die falschen Ernährungsempfehlungen und sinnlosen Untersuchungen der letzten Jahrzehnte gekostet haben.

Zum Abschluss dieses Kapitels kommen wir also zu einem ganz ähnlichen Ergebnis wie beim vorangegangenen: Zucker ist einfach ungesund.

Dennoch gibt es auch einige wichtige Dinge, die Sie sich über die Fette merken sollten, wenn Sie sich gesund ernähren wollen:

- Verwenden Sie zum Kochen am besten gesättigte Fette wie Butter oder Kokosöl beziehungsweise stellen Sie sicher, ungesättigte Öle nicht so stark zu erhitzen, dass sie rauchen. Achten Sie bei Ihrem Olivenöl auf den Gehalt an freien Fettsäuren und greifen Sie nur zu solchem mit der Bezeichnung „Natives Olivenöl extra".

- Meiden Sie raffinierte Pflanzenöle wie Sonnenblumen oder Maiskeimöl und Produkte, in denen diese enthalten sind, wegen des ungünstigen Verhältnisses der essenziellen Fettsäuren sowie der bei der Raffination beigesetzten Giftstoffe.

- Meiden Sie bestmöglich vor allem auch teilgehärte Pflanzenöle wie Margarine und alle Nahrungsmittel, die damit hergestellt wurden, wie zum Beispiel Süßigkeiten, Knabbergebäck, Fastfood, Fertiggerichte oder diverses fettiges Backwerk. Die darin enthaltenen Transfette sind eine große Belastung für den Organismus.

- Achten Sie auf eine ausreichende Aufnahme an Omega-3-Fettsäuren, zum Beispiel über Leinsamen, Walnüsse sowie viele andere Samen und Nüsse.

- Wägen Sie die Einnahme von Fischölkapseln sorgfältig ab und begleiten Sie sie gegebenenfalls mit Antioxidantien.

Proteine

Die Eiweiße oder Proteine unterscheiden sich von Fetten und Kohlenhydraten dahingehend, dass sie nicht nur aus Kohlenstoff, Sauerstoff und Wasserstoff bestehen, sondern darüber hinaus noch Stickstoff als festen Bestandteil enthalten. Manche enthalten auch Schwefel oder Phosphor. Es handelt sich um sehr komplexe Moleküle, die aus sehr vielen Einzelbestandteilen zusammengesetzt sind – nämlich den sogenannten Aminosäuren. Als Protein wird etwas erst dann bezeichnet, wenn es sich um einen Zusammenschluss von mindestens hundert Aminosäuren handelt. Sind es weniger, spricht man von einem Peptid. Ähnlich wie die Fettsäuren können sich die Aminosäuren in Aufbau und Eigenschaften stark voneinander unterscheiden, und auch bei ihnen gibt es essenzielle, also solche, die mit der Nahrung aufgenommen werden müssen, und andere, die auf deren Basis vom Körper selbst hergestellt werden können.

Im Zuge meiner Recherche zu dieser Nährstoffgruppe bin ich auf besonders viele unterschiedliche, teilweise sogar absolut widersprüchliche Angaben in den verschiedenen Quellen gestoßen, was schon damit beginnt, dass man sich offensichtlich noch nicht wirklich darauf einigen konnte, wie viele Aminosäuren denn nun wirklich essenziell sind. Jedenfalls sind es mindestens acht, so viel steht fest.

> **Essenzielle Aminosäuren:**
> Leucin, Phenylalanin, Lysin, Valin, Tryptophan, Isoleucin, Methionin, Threonin
>
> **Nicht essenzielle Aminosäuren:**
> Alanin, Arginin, Asparagin, Asparaginsäure, Cystein, Glutamin, Glutaminsäure, Glycin, Histidin, Prolin, Serin, Tyrosin

Proteine sind maßgeblich für den Aufbau aller Körpersubstanzen verantwortlich und steuern sämtliche Arbeitsprozesse, indem sie als Enzyme, Signalstoffe, Botenstoffe, Transportmoleküle oder Hormone fungieren. Ihre unbestrittene Wichtigkeit lässt sich auch mit sehr eindrucksvollen Zahlen belegen. So werden pro Sekunde zwischen zehn und fünfzig Millionen Zellen erneuert, allein im Knochenmark entstehen in dieser Zeitspanne etwa zweieinhalb Millionen Blutzellen, und in jeder einzelnen Zelle unseres Gesamtorganismus finden währenddessen 100.000 Stoffwechselreaktionen statt. Grund genug also, gut darauf zu achten, dem Körper ausreichend Eiweiß von hoher Qualität zur Verfügung zu stellen. Doch wie man dabei vorgehen sollte, dabei herrscht wiederum weitestgehend Uneinigkeit, sodass Sie – wie so oft – herzlich dazu eingeladen sind, nachzuspüren, welche Herangehensweise Ihnen als die plausibelste erscheint.

Um die Beschaffenheit der Proteine zu klassifizieren, wurden verschiedene Parameter definiert.

Da wäre zunächst einmal die Verdaulichkeit, denn alle Eiweiße haben auch einen unverdaulichen Anteil. Der verdauliche Teil wird von der Salzsäure im Magen denaturiert, was bedeutet, dass die mehrdimensionale, verschlungene Struktur soweit gelöst wird, dass offene Ketten entstehen, an denen die hauptsächlich aus der Bauchspeicheldrüse stammenden Enzyme im Dünndarm gut angreifen können. Es erfolgt dann eine Spaltung in einzelne Aminosäuren oder zumindest sehr kurze Ketten, die von den Darmzellen an das Blut abgegeben werden. Der unverdauliche Anteil bleibt unverändert und wird wieder ausgeschieden.

Dass Eiweißbestandteile verdaulich sind, heißt jedoch noch nicht, dass sie vom Organismus auch als Baustoff verwendet werden können. Deswegen soll die sogenannte Biologische Wertigkeit Auskunft darüber geben, wie viel des aufgenommenen Proteins in körpereigenes Protein umgewandelt werden kann. Das Eiweiß des Hühnereis wird mit einer Wertigkeit von 100 angegeben. Es gilt seit langem als das Lebensmittel mit der wertvollsten Zusammensetzung sämtlicher essenzieller Aminosäuren. Milch kommt auf eine Biologische Wertigkeit von 90, Fleisch auf 80 und im Vergleich dazu erreichen Hülsenfrüchte, die unter den Pflanzen eine gute Eiweißquelle darstellen, nur einen Wert von 50. Ermittelt wird diese Größe, indem man überprüft, wie viel Prozent einer bekannten Menge aufgenommenen Stickstoffs über Urin und Stuhl wieder ausgeschieden werden.

Neuerdings gibt es auch noch den sogenannten NNU-Wert. Die Abkürzung steht für die englischen Wörter „Net Nitrogen Utilisation", zu deutsch also Netto-Stickstoff-Nutzen. Neu dabei ist, dass man jetzt davon spricht, dass die aufgenommenen Aminosäuren entweder einem anabolen oder einem katabolen Stoffwechselweg folgen. Das beschreibt im Endeffekt genau das Gleiche, wie schon oben bei der Wertigkeit erläutert, nur etwas vornehmer ausgedrückt. Anabol bedeutet, dass damit etwas aufgebaut wird, und katabol heißt, dass ein Abbau des Nährstoffs erfolgt, wobei einerseits Energie frei wird, andererseits aber auch Stickstoffabfall entsteht. Jetzt wissen Sie auch, warum die eiweißhaltigen Nahrungsergänzungsmittel, zu denen Kraftsportler so gerne greifen, als Anabolika bezeichnet werden – weil sie nämlich besonders viele Aminosäuren enthalten sollen, die zu Muskeleiweiß umgebaut werden können. Der NNU wird ganz ähnlich bestimmt wie die Biologische Wertigkeit, mit der kleinen Ergänzung, dass in Bezug auf den ausgeschiedenen Stickstoff nicht nur die Wege über Stuhl und Urin, sondern auch der über die Haut berücksichtigt wird. Die Angaben erfolgen immer in Prozent. Hat ein Protein nun einen NNU von 25 Prozent, kann man also schlussfolgern, dass 75 Prozent der darin enthaltenen Aminosäuren verbrannt werden. Es fällt dann relativ viel Stickstoffabfall an, was für den Organismus insofern belastend ist, als zunächst Ammoniak entsteht, der ein sehr starkes Zellgift ist und normalerweise über den sogenannten Harnstoffzyklus in der Leber in Harnstoff umgewandelt werden muss, bevor er großteils über den Urin den Körper wieder verlässt. Zu einer noch größeren Belastung kommt es, wenn es aufgrund von Übersäuerung zu einem Bikarbonatmangel gekommen ist. Bikarbonat ist der wichtigste Puffer des Körpers, um pH-Wert-Schwankungen auszugleichen. Fehlt dieser Stoff, kann der Harnstoffzyklus nicht ablaufen und der Ammoniak muss in Form von Ammonium-Ionen über die Niere ausgeschieden werden, was die empfindlichen Tubuluszellen beleidigt, sodass es dauerhaft zu schweren Nierenschäden kommen kann.

Der NNU belegt wie die Biologische Wertigkeit scheinbar völlig klar, dass tierische Eiweiße die wesentlich wertvolleren sind, weil sie deutlich höhere Werte aufweisen als die pflanzlichen. Auch bedient man sich des gleichen Hauptarguments, um das zu begründen. Da uns mit den Fetten und Kohlenhydraten ausreichend hervorragende Energielieferanten zur Verfügung stehen, die beim Abbau keinen giftigen Müll produzieren, mache es doch wenig Sinn, Proteine zu sich zu nehmen, von denen der allergrößte Teil wieder nur als Brennstoff taugt, und nur ein sehr kleiner Teil dafür verwendet werden kann, wozu allein die Eiweiße in der Lage sind – nämlich Körpersubstanz aufzubauen.

Demzufolge wird dazu geraten, auf jeden Fall auf eine ausreichende Zufuhr an hochwertigem tierischem Protein zu achten. Es wird auch darauf hingewiesen, dass sämtliche Aminosäuren den anabolen Weg einschlagen müssen, wenn eine einzige essenzielle Säure fehlt. Das erscheint insofern logisch, als man ja auch kein Auto herstellen könnte, wenn man keine Lenkräder mehr zur Verfügung hat, selbst wenn alle anderen Teile im Überfluss vorhanden sind. Die Autoindustrie würde jedoch das fast fertige Modell nicht verschrotten, sondern solange lagern, bis wieder Lenkräder geliefert worden sind. Dazu scheint der Körper im Zusammenhang mit Eiweißen nicht in der Lage zu sein.

Besonders überrascht hat mich, dass sich die Vertreter von NNU und Biologischer Wertigkeit zwar absolut einig sind, was den Minderwert von pflanzlichem Eiweiß gegenüber tierischem anbelangt, die Bewertungen diverser Lebensmittel jedoch trotz recht ähnlicher Vorgehensweise stark differieren. So hat das Hühnerei, das, wie bereits erwähnt, mit der biologischen Wertigkeit von 100 angegeben wird, einen NNU von nur 48 Prozent. Noch krasser ist der Unterschied bei der Milch. Während die Biologische Wertigkeit mit 90 doch recht beachtlich ist, liegt der NNU bei schlappen 16 Prozent. Der maximale NNU, den ein pflanzliches Eiweiß erreichen kann, liegt bei 18 Prozent. Eine eindeutige Erklärung für diese enormen Abweichungen habe ich trotz sorgfältiger Suche nicht gefunden. Ich kann also nur schlussfolgern, dass entweder die Stickstoffausscheidung über die Haut ganz gewaltig sein muss oder hier irgendetwas faul ist.

Entspricht die Aufnahme von tierischem Eiweiß unserer Natur?

Wie dem auch sei, die Fleisch- und Milchindustrie freut sich natürlich über solche Forschungsergebnisse, und für uns ist es immerhin beruhigend, dass man sich auf das verlassen kann, was man uns beigebracht hat. „Fleisch ist ein Stück Lebenskraft", ist ein Slogan, den wohl wirklich jeder kennt, und dass Milch gesund ist, wissen wir auch schon seit der Volksschule. Daran hat sich bis heute nichts geändert, erst gestern lief im Hauptabendprogramm ein Spot, in dem mir mitgeteilt wurde, dass ich mit einem Glas Milch, einem Joghurt und zwei Scheiben Käse am Tag ausreichend mit gutem Eiweiß versorgt bin.

Doch was wäre, wenn das gar nicht stimmt? Wenn es andere Gründe gäbe, warum man möchte, dass wir Fleisch, Milch und natürlich auch Eier konsumieren, als den, dass es gesund für uns ist? Wenn es vielleicht sogar eher ungesund wäre und dazu beiträgt, dass es immer mehr und immer jüngere chronisch Kranke gibt? Was, wenn finanzielle Interessen im Vordergrund stünden? Dann könnte man nämlich doppelt und dreifach abkassieren. Das erste Mal, wenn wir die ungesunden Produkte kaufen, das zweite Mal, wenn wir krank geworden sind und Medikamente und Therapien benötigen, sowie schließlich ein drittes Mal, wenn wir die Rente, für die wir jahrzehntelang gearbeitet haben, nicht mehr oder zumindest nicht sehr lange beanspruchen können.

Ein Schelm, wer Böses dabei denkt, doch es gibt tatsächlich schlagkräftige Argumente, die dafürsprechen, dass es genauso sein könnte. Zu diesem Thema kann ich Ihnen übrigens einige wirklich gute Bücher empfehlen, die Sie auch im Anhang noch einmal finden. So zum Beispiel *„Peacefood"* von Ruediger Dahlke oder *„FoodRevolution"* von John Robbins. In derartigen Werken kann man unter anderem nachlesen, dass die meisten Studien zur Erforschung der Auswirkungen des Konsums tierischer Produkte an Ratten durchgeführt wurden, die zwar tatsächlich schneller wuchsen, aber auch schneller starben. Doch so unbequeme Details kann man bei der Veröffentlichung ja auch leicht weglassen. Wer weiß, woran die Tiere wirklich starben, vielleicht hatten sie einfach nur schlechte Gene. Beachtlich ist dabei, dass die Ratten starben, obwohl sie ausgesprochene Allesfresser sind, was wir Menschen ganz klar nicht sind. Genau wie unsere nächsten Verwandten, die großen Menschenaffen Schimpanse, Gorilla und Orang-Utan, sind wir Pflanzenfresser. Auch wenn man in einschlägigen Diskussionen garantiert das Argument hört, dass unsere Vorfahren immer gejagt haben, kann man ganz leicht belegen, dass wir einfach nicht für diese Art der Nahrung gemacht sind. Im Gegensatz zu uns haben Fleischfresser einen sauren Speichel, Reißzähne und Krallen, etwa zwanzig Mal mehr Salzsäure im Magen, einen wesentlich kürzeren Darm, keine Schweißdrüsen in der Haut und sie können allesamt Vitamin C synthetisieren, sind also nicht – wie wir – auf die tägliche Aufnahme angewiesen. Auch haben wir ganz andere Urinstinkte. Legt man einem kleinen Kind ein Stück Fleisch und ein Stück Apfel hin, wonach würde es greifen? Der Hundewelpe und selbst die Ratte als Allesfresser würden sich da ganz anders entscheiden.

Im Übrigen besteht außerdem ein Unterschied in der Qualität und der Menge an Fleisch, die unsere jagenden Vorfahren konsumiert haben, und der, die der durchschnittliche Mitteleuropäer heute verdrückt. Vom Amerikaner wollen wir gar nicht sprechen, denn der stopft sich doch tatsächlich das Doppelte der eh schon beachtlichen europäischen Menge hinein. Und auch bei uns essen 85 Prozent der Bevölkerung täglich Fleisch. Die Qualität hat sich, wie im Fettkapitel erläutert, zum Beispiel dadurch geändert, dass nicht einmal mehr unsere Nutztiere artgerechte pflanzliche Nahrung essen dürfen. Und dann wären da noch die Haltungsbedingungen.

Ganz persönlich habe ich mich während meines Tiermedizinstudiums dazu entschieden, auf den Konsum toter Tiere zu verzichten. Nachdem ich unzählige Mastbetriebe und Schlachthöfe von innen gesehen und so nicht nur einen Eindruck von dem unbeschreiblichen Leid bekommen hatte, das mit der Fleischproduktion zusammenhängt, sondern auch von der bunten Palette an Medikamenten, die ich mit jedem Stück zu mir genommen hätte, fiel mir das sehr leicht. Auch die lebhaften Träume von Schnitzeln und Würstchen mit Pommes Frites hörten schon nach wenigen Monaten auf, und ich fand neue, reizvolle Leibgerichte für mich.

Als ich mich sehr viel später damit zu beschäftigen begann, wie umfangreich die Auswirkungen des Verzehrs von Fleisch auf den Organismus sind, war ich sehr froh, schon viele Jahre als Vegetarier gelebt zu haben. Die Hauptproblematik ist die, dass tierische Eiweiße starke Säurebildner sind und dadurch dem Körper einerseits große Mengen an Mineralien entziehen und andererseits zu diversen Ablagerungen führen. In den Gelenken kann es dadurch zum Beispiel zu Gicht oder Rheuma kommen, die Einlagerungen im Bindegewebe und in den Gefäßen haben oft Versorgungsengpässe zur Folge, im schlimmsten Fall sind davon sogar lebenswichtige Organe betroffen und es kommt zu Herzinfarkt oder Schlaganfall.

Eine große Portion Gift und Leid, bitte!

Weiters ist Fleisch so stark mit Giftstoffen belastet, wie kaum ein anderes Lebensmittel. Wie bereits erwähnt, ist die heute verbreitete Massentierhaltung ohne den Einsatz großer Mengen unterschiedlichster Medikamente nicht mehr denkbar. Und auch wenn Sie beim Bauern aus der Nachbarortschaft einkaufen, ist davon auszugehen, dass er seinen Bestand zumindest impft, entwurmt und regelmäßig mit Antibiotika versorgt. Die Rückstände genießen Sie dann in Ihrem Steak oder Schnitzel und natürlich auch in Ihrer Milch. Möglich, dass Sie sogar multiresistente Keime mit dem Tierkörper aufnehmen. Jedenfalls können Sie nicht davon ausgehen, dass die Tiere, die Sie verspeisen, gesund waren. Wie könnten sie auch? Ein großer Teil dieser armen Kreaturen sieht niemals Tageslicht und hat so gut wie keine Möglichkeit, sich zu bewegen, geschweige denn arttypischen Bedürfnissen nachzugehen, wie zum Beispiel das Scharren bei den Hühnern oder das Suhlen bei den Schweinen. Oft sind sie gezwungen, im eigenen Kot zu liegen. Selbst bei kleinen Rinderbeständen sind Klauenabszesse, diverse andere eitrige Verletzungen und Euterentzündungen an der Tagesordnung. Man muss also keineswegs esoterisch ambitioniert sein, um sich vorstellen zu können, dass das Leid der Tiere in ihren Körpern gespeichert und vom Konsumenten aufgenommen wird. Unter anderem in Form von Stresshormonen, die in großen Mengen ausgeschüttet werden, wenn zum Beispiel das Kalb gleich nach der Geburt von seiner Mutter getrennt wird, Schweine so eng aneinander gepfercht werden, dass sie sich gegenseitig die Schwänze abbeißen, und jedes Rind vor seiner eigenen Schlachtung beim in der Reihe stehen zusehen muss, wie seine Kollegen ihr Leben lassen, womöglich auch noch nach einem tagelangen Transport durch halb Europa.

Seit langem weiß man auch, dass sich Umweltgifte oder Pestizide in der Nahrungskette anreichern, sodass man sich eine wesentlich höhere Dosis an Schwermetallen und Co einhandelt, wenn man Teile eines Tieres verspeist, das belastete Pflanzen gefressen hat, als wenn man selbst die entsprechenden Pflanzen gegessen hätte. Bei Medikamenten verhält es sich ähnlich.

Leichengifte aus dem Darm

Ein weiteres Gesundheitsrisiko entsteht für den Fleischliebhaber dadurch, dass der durchschnittliche Darm eines Mitteleuropäers chronisch verstopft ist. Einmal am Tag Stuhlgang zu haben, mag in unserer Gesellschaft vielleicht als normal gelten, ist jedoch im Vergleich zur aufgenommenen Nahrungsmenge viel zu wenig. Wir essen aufgrund des geringen Nährstoffgehalts nicht nur zu viel, wir trinken auch zu wenig Wasser, sodass die enormen Mengen zur Kompensation des Flüssigkeitsdefizits zusätzlich zu stark eingedickt werden. Außerdem herrscht in der Regel ein Mangel an Ballaststoffen, die die Peristaltik unterstützen sollten, und wenn die Behinderung erst einmal begonnen hat, spitzt sich die Lage sehr schnell zu. Man kennt es ja aus dem Straßenverkehr, wie schnell sich ein gewaltiger Stau aufbaut, wenn von hinten immer neue Autos nachkommen, diejenigen, die schon da sind, jedoch nicht mehr weiterfahren können. Im Darm kommt erschwerend hinzu, dass, wenn sich die Vertiefungen der gefältelten Schleimhaut angefüllt haben und es zu einer Dehnung kommt, ein Weitertransport nahezu unmöglich wird, weil der ja normalerweise durch das permanente Zusammenziehen und wieder Ausstreichen der Darmfalten erfolgt. Ein Gang zur Toilette ist dann erst möglich, wenn der gesamte Dickdarm inklusive Mastdarm komplett angefüllt ist, der Kot also fast schon von alleine herausfällt, was definitiv nicht im Sinne des Erfinders ist und zu multiplen Problemen führt. Nicht nur, dass die Wirbelsäule von dem enormen Gewicht belastet wird, das da an ihr aufgehängt ist, wesentlich schlimmer für den Gesamtorganismus ist, dass das, was gegessen wurde, bisweilen wochenlang im Körper verbleibt und dort verfault. Es bilden sich Fäulnisgase und Gifte, die über die Schleimhaut ins Blut gelangen und Symptomatiken verschiedenster Schweregrade auslösen können – beginnend bei leichter Müdigkeit bis hin zu lebensbedrohlichen Zuständen, je nach Ausmaß und Dauer der Vergiftung. Während bereits das Faulen pflanzlicher Nahrung ekelhafte und ungesunde Substanzen verursacht, unter anderem zum Beispiel Alkohol, entstehen aus dem tierischen Eiweiß tatsächlich Leichengifte. Niemals wären Sie in der Lage, ein Stück Fleisch zu essen, dessen Verwesungsprozess schon deutlich fortgeschritten ist, weil Sie Ihr Geruchssinn vor der damit zusammenhängenden Gefahr warnen würde. Was hier so stinkt, ist eine gepflegte Kombination aus den Abbauprodukten von dem, was einmal ein Lebewesen war, und den Ausscheidungen der Pilze und Bakterien, die diesen Abbau vornehmen. So leisten diese Mikroorganismen der Natur einen wertvollen Dienst, indem sie gewährleisten, dass totes Material vollständig zerlegt wird und bald schon wieder etwas Neues daraus entstehen kann. Die giftigen Substanzen, die sie absondern, helfen ihnen dabei und sie sind es auch, die dazu geführt haben, dass diese Kleinstlebewesen als gefährlich eingestuft werden. In einem lebendigen Organismus haben sie normalerweise nichts zu suchen, doch überall dort, wo der pH-Wert soweit entgleist ist, dass Fäulnis stattfindet, ergeht an sie der Lockruf und der Arbeitsauftrag der Natur. So locken auch unsere verstopften Därme massenhaft Kleinstlebewesen an, die dort nicht hingehören – umso mehr, je höher der aufgenommene Anteil an Lebensmitteln tierischer Herkunft ist, und umso höher ist die daraus resultierende gesundheitliche Belastung. Hätten Sie die Wahl, würden Sie im Notfall sicher bei weitem lieber zu einem verrunzelten braunen Apfel als zu einem grünlich schimmernden Stück Fleisch greifen. Für Ihren Körper macht es jedoch keinen Unterschied, ob das, was sie essen, vorher schon verfault war oder erst in Ihrem Dickdarm verfault. Letzteres kann sogar noch wesentlich gefährlicher sein, die Magensäure tötet nämlich viele Keime, und wenn Ihre Darmflora in Ordnung ist, ist es gut möglich, dass aufgenommene schlechte Bakterien gar keine Chance haben, sich niederzulassen. Vermehren sie sich allerdings durch das Milieu im Darm erst dort, sieht die Sache ganz anders aus.

Doch wenn man ganz ehrlich ist, stimmt es nicht ganz, dass das Fleisch erst in Ihrem Darm verfault. Hier geht der Verwesungsprozess lediglich weiter, der im Grunde genommen unmittelbar nach der Schlachtung begonnen hat. Denn sofort, wenn keine Atmung mehr stattfindet, sinkt der pH-Wert in dem toten Gewebe sehr schnell ab und die Abbauprozesse beginnen. Wussten Sie, dass ein Stück Rindfleisch erst 14 Tage nach der Tötung auf Ihrem Teller liegen kann, weil es vorher nicht die notwendige „Reife" hat, um so zart gebraten werden zu können, dass es Ihnen richtig schmeckt? Beim Kalb sind es immerhin noch 7 Tage und beim Schwein müssen es mindestens 60 Stunden sein. Von Frischfleisch kann da also kaum die Rede sein, und damit es sich in dieser Zeit nicht so ekelhaft grün-gräulich verfärbt, wird es mit Natrium-Nitrat behandelt, was – oh Wunder – wieder nicht gesund ist, sondern sogar krebserregend. Noch gefährlicher erweist es sich in Kombination mit dem Genuss von Wein, Bier oder Tee, da dann Nitrosamine gebildet werden, die zu den besonders kritischen unter den Karzinogenen zählen. Bei all der Tragik ist es fast schon lachhaft, dass man uns von angeblich minderwertigem pflanzlichen Eiweiß abrät, weil bei dessen Abbau so viel belastender Stickstoffabfall entsteht, und uns gleichzeitig ans Herz legt, den Stickstoffabfall lieber direkt über Eiweißquellen zu konsumieren, die bereits voll im Begriff sind, abgebaut zu werden.

... und andere Gesundheitsgefährdungen

Das nächste Problem ergibt sich aus der Erhitzung, denn die Natur konnte nicht davon ausgehen, dass wir unsere Nahrung kochen würden. Die Eiweiße sind die Nährstoffe, die dabei am meisten verändert werden, man spricht von einer sogenannten Denaturierung, die den Verdauungsprozess erheblich erschwert. Wir empfinden es als abstoßend, rohes Fleisch zu essen. Für Völker, die noch stärker mit der Natur verbunden sind, ist es jedoch sehr natürlich, es frisch oder auch getrocknet zu verzehren. Die meisten indigenen Völker konsumieren übrigens nachweislich unvergleichlich weniger tierisches Protein als wir, viele leben auch ganz vegan. Eine Ausnahme bilden die Inuit, die aber mangels anderer Möglichkeiten eine wesentlich kürzere Lebenserwartung in Kauf nehmen müssen. In Bezug auf den Rohgenuss gibt es interessanterweise in den letzten Jahren eine positive Entwicklung im Haustiersektor. Noch vor wenigen Jahren war es absolut verpönt, Hunden oder Katzen rohes Fleisch zu verfüttern. Und während unbelehrbare Tierärzte – womöglich nicht ganz uneigennützig – immer noch vor der großen Gefahr schrecklicher Bakterien warnen, ist eine große BARF-Bewegung entstanden. BARF steht für „Biologisch artgerechte Rohfütterung". Bei den Haustieren entsteht, genau wie bei ihren Besitzern, ein enormer Anteil aller Krankheiten aus Ernährungsfehlern. Da wie dort ein gutes Geschäft für den Wirtschaftszweig Medizin. Im Nachhinein fragt man sich fast, wie man überhaupt so lange glauben hat können, was man uns glauben machen wollte, denn welcher Wolf oder welcher Löwe kocht schon seit Futter? Auch ich selbst habe lange gebraucht, mich von alten Überzeugungen trennen zu können. Erst als meine Hündin, die ein Leben lang unter diversen Nahrungsmittelunverträglichkeiten litt, mit zwölf Jahren an Blasenkrebs erkrankte, begann ich damit, sie konsequent zu barfen. Mit dem Ergebnis, dass sie sich noch weitere drei Jahre guter Gesundheit erfreute und keinerlei Behandlung bedurfte, zudem vertrug sie plötzlich wieder alles. Wäre ich nicht so stur gewesen und hätte früher umgeschwenkt, hätte sie vielleicht noch viel älter als 15 Jahre werden können.

Insgesamt haben Fleischesser jedenfalls ein erheblich größeres Risiko, an Herz-/Kreislaufproblemen, einer Fettleber, diversen Krebsarten, allen voran Darm- und Prostatakrebs, oder auch an Diabetes zu erkranken. In etlichen Quellen kann man nachlesen, Fleisch sei sogar diabetogener als Zucker. Das liegt erstens daran, dass auch die Aufnahme von Eiweiß in die Zellen insulinabhängig ist, und zweitens hat man festgestellt, dass vor allem der Genuss von rotem Fleisch den Eisenspiegel anhebt. Dieser erhöht den oxidativen Stress, wodurch es zu einer Beschädigung der Insulinrezeptoren kommen kann.

Gefahr des Mangels oder doch eher Mast?

Ganz im Gegensatz zu den mehr oder weniger gut gemeinten Ratschlägen, dass wir darauf achten sollten, genügend wertvolles Protein zu uns zu nehmen, herrscht in unserer Gesellschaft ein Zustand, den man wohl eher als Eiweißmast denn als Mangel bezeichnen muss.

Dass wir viel zu große Mengen von dieser Nährstoffgruppe aufnehmen, wird auch deutlich, wenn wir einen Blick auf die Milch werfen. Kurz zur Erinnerung, weil es Viele vergessen zu haben scheinen: Milch ist Muttermilch. Sie wird von weiblichen Säugetieren produziert, um die Nachkommen damit zu ernähren. Man kann also mit Sicherheit davon ausgehen, dass ihre Zusammensetzung für Jungtiere der jeweiligen Art optimal ist.

Das heißt, Muttermilch muss alles enthalten, was ein Organismus in einer Lebensphase benötigt, in der er noch keine andere Nahrung zu sich nehmen kann, und in der er so stark wächst, wie später nie mehr in seinem ganzen Leben. Mehr Eiweiß als in der Phase, in der gesäugt wird, braucht ein Tier oder auch ein Mensch, der ja auch nur ein Säugetier ist, definitiv im ganzen Leben nicht mehr. In diesem Zusammenhang wird auch klar, wie eng der Bedarf an Protein mit dem Wachstum zusammenhängt. Je schneller ein Säugetierjunges sein Gewicht erhöht, umso mehr Eiweißanteil enthält die Muttermilch der jeweiligen Art. So verdoppelt ein Kaninchen sein Geburtsgewicht innerhalb von sechs Tagen und wird mit Milch versorgt, die zehn Prozent Protein enthält. Ein Kalb wiegt nach 49 Tagen doppelt so viel wie bei der Geburt und schafft das mit den etwa drei Prozent Eiweiß der Kuhmilch. Nur noch zwei Prozent sind es beim Pferd, auch wenn das Fohlen nur elf Tage länger benötigt, um sein Geburtsgewicht zu verdoppeln, nämlich 60 Tage. Ganz besonders langsam wächst der menschliche Säugling, der sich dafür ganze 180 Tage Zeit nimmt, und deshalb mit nur 1,2 Prozent Eiweiß in der Muttermilch auskommt. Hört sich das für Sie so an, als ob es gesund wäre, noch im Erwachsenenalter die Milch einer anderen Art zu konsumieren, die den dreifachen Eiweißgehalt aufweist? Noch dazu in recht beachtlichen Mengen, wenn man auch an all die vielen leckeren Milchprodukte denkt. Und damit ist es ja noch lange nicht getan, denn Eier, Fleisch und Wurst lassen wir uns ja zusätzlich schmecken.

Die Folgen davon sind offensichtlich: Protein bewirkt Wachstum, und wenn kein Wachstum mehr erforderlich ist, verlagert es sich. Man wächst dann in die Breite anstatt in die Höhe, weil sich die überschüssigen Nährstoffe im Gewebe einlagern. Und Ihnen fällt sicher die bekannte Krankheit ein, die durch überschießendes Zellwachstum gekennzeichnet ist und unverhältnismäßig um sich greift. Richtig, der Krebs, die Geißel der Menschheit, die wie ein Damoklesschwert über uns schwebt und uns kaum eine Chance lässt, zu beeinflussen, ob sie uns treffen wird oder nicht. Oder etwa doch?

Permanente Herausforderungen für das Immunsystem

Ein weiteres Problem, das bisher noch nicht angesprochen wurde, wird ebenfalls durch den Fleisch- und ganz besonders durch den Milchkonsum verstärkt. Ich spreche vom Krankheitskomplex der Allergien und der Autoimmunkrankheiten. Im Zusammenhang mit Allergien kommt es oft zu diversen Ausscheidungen in Form von Durchfall, Nasen- oder Augenausfluss, Hautausschlägen oder Lungenauswurf. Derartige Symptome zeigen, dass der Körper sich reinigen möchte und er sich einen Aufhänger gesucht hat, um das regelmäßig zu tun. Selbstverständlich hat der Organismus derartige Säuberungsaktionen besonders nötig, wenn der Säure-Basen-Haushalt stark im Ungleichgewicht ist, und wie bereits erwähnt, ist das tierische Protein ein besonders starker Säurebildner. Wenn Allergien medikamentös unterdrückt werden, können sich in späterer Folge Autoimmunerkrankungen daraus entwickeln. Ein weiterer Aspekt ist der, dass unser Immunsystem auf körperfremde Eiweißstoffe reagiert. Es stellt eine sehr große Herausforderung für unseren Körper dar, zu unterscheiden, welche Proteine angegriffen werden sollen, weil sie gefährlich sind, und welche harmlos oder vielleicht sogar lebenswichtig sind. Logischerweise wird diese Aufgabe umso schwieriger, je mehr verschiedene Eiweißstoffe aufgenommen werden und je artverwandter sie mit unseren körpereigenen Substanzen sind. Trinkt man ein

Glas Milch, bekommt man sofort ein schleimiges Gefühl im Mund. Das ist ein Zeichen, dass das Immunsystem zu arbeiten begonnen hat und nun versucht, das Fremdeiweiß mit Hilfe von Schleimstoffen zu binden und dadurch unschädlich zu machen. Bei keinem anderen Lebensmittel bemerkt man das so deutlich und so schnell. Doch wie kommt es, dass ausgerechnet die Milch eine so starke Immunreaktion bewirkt? Es wäre denkbar, dass sie den Organismus deswegen so reizt, weil mit ihr so viele verschiedene Eiweißstoffe aufgenommen werden wie mit keinem anderen Lebensmittel. Nicht nur jede Tierart, sondern jedes einzelne Individuum weist spezifische Merkmale im Körpereiweiß auf. Wenn unsere Vorfahren eine Kuh oder eine Ziege im Stall stehen hatten, musste sich ihr Organismus mit dem Fremdeiweiß von genau diesem einen Tier auseinandersetzen. Wir alle wissen, dass wir uns sowohl auf der geistig-seelischen, als auch auf der materiellen Ebene gut an bestimmte Dinge gewöhnen und dann besser damit umgehen können. Wenn Sie heute eine Packung Milch im Supermarkt kaufen, können Sie nicht einmal annähernd ermessen, von wie vielen verschiedenen Tieren dieser eine Liter stammt. Die Milch wird mit großen LKWs von Höfen geholt, bei denen Dutzende, vielleicht sogar Hunderte Kühe im Stall stehen, und in der Molkerei wird sie wieder mit dem vermischt, was mit anderen LKWs von anderen Höfen geholt wurde. Es wäre also möglich, dass sich Ihr Immunsystem mit Fremdprotein von mehreren tausend Individuen auseinandersetzen muss, wenn Sie nur einen Schluck davon trinken. Kein Wunder also, wenn es sich dann nicht mehr auskennt und im Eifer des Gefechts auch körpereigene Strukturen angreift.

Das Problem ist auch, dass wir spätestens ab dem zehnten Lebensjahr über keine Verdauungsenzyme mehr verfügen, mit denen wir die Milch optimal verdauen könnten, weil die Natur davon ausging, dass wir Derartiges nur in der frühen Kindheit zu uns nehmen würden. Und dass wir Eiweiß, das sehr stark erhitzt wurde, generell schwer aufschließen können, kommt dann noch dazu. Ebenso wie die Tatsache, dass es selten nur bei einer einzelnen Herausforderung für den Körper bleibt. Wenn Sie Ihre Milch im Kaffee genießen und einen Marmeladetoast dazu essen, hat er wahrlich genug damit zu tun, mit all den belastenden Stoffen zurechtzukommen, die Sie ihm da zuführen, während er gleichzeitig auf sämtliche Vitalstoffe – wie zum Beispiel Ballaststoffe, Mineralien oder sekundäre Pflanzenstoffe – verzichten muss, die ihm die Sache hätten erleichtern können.

Gesünder durch pflanzliches Protein

Man kann es nicht anders sagen, aber der Körper der meisten Menschen ist eine arme Sau, und nur die wenigsten machen sich die Mühe, einmal kurz darüber nachzudenken, was sie sich da eigentlich selbst täglich antun. Wenn die Rechnung in Form von körperlichen Beschwerden dann präsentiert wird, zeigt man sich völlig verwundert und nur zu bereit, „alles" zu tun, um diese wieder loszuwerden. Wobei damit gemeint ist, alles außer das Naheliegendste, nämlich die eigenen Gewohnheiten zu verändern, die das Schlamassel ja schließlich verursacht haben müssen.

Die gute Nachricht ist jedoch, dass die Erfahrungsmedizin deutlich zeigt, dass allein durch eine Umstellung auf vegetarische oder vegane Ernährung eine eklatante Symptomminderung bei allen Zivilisationskrankheiten zu verzeichnen ist, vor allem natürlich bei den Krankheitsbildern, die in diesem Kapitel bereits Erwähnung gefunden haben, weil sie besonders durch den Genuss von Fleisch und Milchprodukten beeinflusst werden, wie zum Beispiel Herz-Kreislauf-Erkrankungen, rheumatische Erkrankungen, Diabetes und die soeben näher erläuterten Allergien und Autoimmunkrankheiten. Übrigens gibt es auch Krankheitsbilder, die bei veganer Lebensweise überhaupt nicht vorkommen – zum Beispiel die Gicht, bei der sich Harnsäureablagerungen in den Gelenken bilden, die zu äußerst schmerzhaften Entzündungszuständen bis hin zur Gelenksteife führen können. Die Harnsäure entsteht durch den Abbau der großen Nucleinsäuremengen, die aus dem genetischen Material der toten Tierkörper freigesetzt werden. Auch Osteoporose, der gefährliche Knochenabbau, der vor allem bei Frauen nach dem Wechsel auftritt, ist in veganen Gesellschaften unbekannt. Das liegt daran, dass sich bei Aufnahme von tierischem Eiweiß, vor allem von Milchprodukten, unmittelbar die Kalziumausscheidung im Urin erhöht. Zwar sagt man der Milch nach, ein Kalziumlieferant zu sein, tatsächlich ist jedoch das Gegenteil der Fall, weil der saure Phosphor, von dem mehr als das basische Kalzium enthalten ist, davon nicht ausreichend neutralisiert werden kann und so zusätzliches basisches Mineral aus den Knochen herausgelöst werden muss. Zudem scheinen Proteine tierischer Herkunft die Synthese von Vitamin D in der Haut zu behindern, wobei dieses Vitamin bekanntermaßen den Kalziumstoffwechsel steuert. Zu guter Letzt haben Frauen mit einer herkömmlichen Ernährung zeitlebens einen wesentlich höheren Östrogenspiegel als ihre veganen Geschlechtsgenossinnen. Letztere erleben nach dem Wechsel so gut wie keine körperlichen Veränderungen, da sich ihr Hormonstatus kaum verändert.

In Bezug auf die wohl meist gefürchtete Krankheit Krebs haben selbst Versuche beim Allesfresser Ratte ergeben, dass das Tumorwachstum gleichsam ausgeschaltet werden kann, wenn sämtliche Zufuhr von tierischem Protein durch pflanzliches ersetzt wird. Es schreitet dagegen sofort wieder voran, wenn wieder Fleisch, Käse oder Eier verfüttert werden. Eventuell verstärkt sich dieser Effekt noch im Organismus eines Pflanzenfressers.

Warum sagt die Forschung etwas anderes als die Erfahrungsmedizin?

Nun bleibt noch zu klären, wie es dazu kommen kann, dass die Ergebnisse der Erfahrungsmedizin von denen der klassischen Forschung nicht nur stark abweichen, sondern eigentlich genau das Gegenteil ergeben. Haben denn nun die Biologische Wertigkeit und der NNU der Eiweiße überhaupt keine Aussagekraft? Gibt es etwas, was uns die Wissenschaft verschweigt? Und was unterscheidet denn nun genau die tierischen von den pflanzlichen Proteinen?

Nun, es steht definitiv fest, dass für den Organismus immer Stickstoffabfall anfällt, wenn er Eiweißstoffe zur Energiegewinnung heranzieht, und dass es eine direkte Korrelation zwischen der Menge an Stickstoffabfall und der Kalorienzahl gibt, die aus einem Eiweiß gewonnen wird. Bei der Fütterung meines Hundes und meiner Katzen, die aufgrund ihrer Anatomie und ihrer Instinkte eindeutige Fleischfresser sind, orientiere ich mich durchaus an den wissenschaftlichen Werten und gebe hochwertiges Muskelfleisch, anstatt zu industriell gefertigten Futtersorten zu greifen, die minderwertiges Protein in Form von Schlachtabfällen oder Soja enthalten. Doch es müssen hier ganz klare Unterschiede zwischen den Spezies gemacht werden. Es ist aus meiner Sicht absolut unseriös, die Auswirkungen einer Nährstoffgruppe an einer allesfressenden Art zu untersuchen und die Ergebnisse kurzerhand auf alle Arten umzulegen. Wenn es so einfach wäre, wäre das ja sehr praktisch, dann könnte die ganze Familie – inklusive Hund, Katze, Meerschwein, Papagei und vielleicht noch die Kuh und das Pferd draußen im Stall – einfach das Gleiche essen. Doch Ihr Hund mag Ihr Müsli normalerweise genauso wenig, wie Sie sein rohes Fleisch, und das ist auch sehr sinnvoll, weil die eklatanten anatomischen Unterschiede nicht ausgeblendet werden können. Hätte die Natur gewollt, dass wir Fleisch essen, hätte sie uns mit den entsprechenden körperlichen Merkmalen ausgestattet – wie Reißzähnen und Krallen, einem kurzen Darm und einem Magen, der große Mengen an Salzsäure bilden kann. Hätte sie gewollt, dass wir Milch trinken, würden sich in unserem Verdauungstrakt Enzyme finden, mit denen wir sie verdauen könnten, und unser Immunsystem würde nicht mit dermaßen stark darauf reagieren. Spätestens dann, wenn Sie nämlich unter Beschwerden leiden, die mit Verschleimung der Atemwege einhergehen, wird Ihnen sogar Ihr Arzt sagen, dass Sie auf Milchprodukte verzichten sollen. Aber bis es soweit ist, lassen Sie es sich mal ruhig schmecken.

Schlicht unwahr ist, dass aus pflanzlichem Protein weniger gut Körpereiweiß aufgebaut werden kann. Wie könnte es sonst sein, dass einige der größten Tiere der Welt reine Pflanzenfresser sind, wie zum Beispiel der Elefant. Der Mister Universe 2014, Barny du Plessis, ist übrigens auch Veganer.

Und natürlich gibt es grundsätzliche Unterschiede in der Aminosäurenzusammensetzung zwischen tierischem und pflanzlichem Protein, auch wenn jede Tierart und jede Pflanze auch eine ganz eigene hat. So hat pflanzliches Eiweiß ein Methionin-Cystein-Verhältnis von 1:1, zufällig genau das gleiche wie menschliche Muttermilch, während das Protein von Tieren dreimal so viel Methionin enthält. Methionin wird zu Homocystein verstoffwechselt, das unseren Organismus auf unterschiedliche Arten schädigt. Zum Beispiel löst es nervale Degenerationen aus und kann so unter anderem zu Alzheimer führen. Außerdem greift es die Gefäße an und schafft die Grundlage für Arteriosklerose, Schlaganfall und Herzinfarkt. Pflanzliche Lebensmittel enthalten nicht nur weniger vom Ausgangsprodukt des schädlichen Stoffes, sondern bringen auch gleichzeitig Folsäure mit, die nachweislich den Homocysteinspiegel ausgleicht. Der Name der Folsäure kommt übrigens vom lateinischen Wort „folium", was so viel wie „Blatt" bedeutet, weil dieser Stoff in grünen Blättern vorkommt. Auch die Übersäuerung bleibt nach dem Genuss von pflanzlichem Eiweiß aus, weil die gleichzeitig enthaltenen basischen Mineralien und sekundären Pflanzenstoffe auch hier die Balance erhalten, sodass es weder zu einer pH-Wert-Verschiebung noch zu einer Gewebeverschlackung kommt. Ein weiterer fieser Stoff, den wir nur aus tierischen Lebensmitteln beziehen, ist die Arachidonsäure. Eine Fettsäure, die zu Prostaglandinen umgebaut wird, die wiederum die Entzündungsneigung des Organismus erhöhen.

Zuletzt möchte ich noch erwähnen, dass ich die Versuchsdurchführung zur Ermittlung von Biologischer Wertigkeit beziehungsweise NNU für höchst fragwürdig halte. Es mutet doch schon ein wenig laienhaft an, wenn man davon ausgeht, dass aufgenommener Stickstoff abzüglich ausgeschiedener Stickstoff die Menge an Stickstoff ergibt, die zum Aufbau wichtiger körperlicher Strukturen verwendet wurden, und es daher für die Hochwertigkeit des Proteins spricht, wenn wenig Stickstoff wieder ausgeschieden wird. Mindestens mit der gleichen Berechtigung könnte man davon ausgehen, dass es zu Gewebeverschlackung, womöglich sogar zur Förderung von Krebswachstum gekommen ist. Völlig unlogisch erscheint mir auch, dass der Mensch selbst genauso unberücksichtigt bleibt wie die absolute aufgenommene Menge an Proteinen und anderen Nährstoffen. Jemand, der insgesamt mehr aufnimmt und gut versorgt ist, wird jedenfalls weniger behalten, als jemand, der nur kleine Mengen zu sich nimmt und einen schlechten Ernährungszustand aufweist.

Tatsächlich könnte die Biologische Wertigkeit genauso gut als Maß für die Gesundheitsgefährdung eines Proteins angenommen werden, anstatt diesen Faktor zum Qualitätsmerkmal zu erheben. Denn niemand weiß wirklich, was mit dem Stickstoffmaterial passiert ist, das nicht mehr herausgekommen ist.

Ich rate meinen Klienten gerne, sich für mehr Leichtigkeit im Alltag und damit auch zur Förderung ihrer Gesundheit anzugewöhnen, die Dinge so zu interpretieren, wie es ihnen nützt. Die absolute Wahrheit bleibt meistens ohnehin verborgen, sofern es sie überhaupt gibt. So ist eben alles Auslegungssache, und wie ich etwas auslege, kann ich mir in der Regel ja selbst aussuchen. Etwas Ähnliches ist hier offensichtlich auch passiert, man hat das Ergebnis eines Versuchs so interpretiert, wie es einem großen Industriezweig nützlich war, und mit dem Etikett der Wissenschaft wird die Interpretation dann auch gleich zur Wahrheit. Wir Verbraucher sind also in unserem eigenen Sinne dazu eingeladen, nicht alles zu schlucken, was man uns vorsetzt, sondern uns selbst umfassend und auch abseits der Mainstream-Medien zu informieren sowie stets in gutem Kontakt mit unserem Körper zu bleiben, um uns einzufühlen, ob ihm wirklich guttut, was wir ihm zuführen.

Für Ihren besseren Überblick möchte ich in aller Kürze noch einmal die angesprochenen Auswirkungen des Konsums von tierischem Eiweiß dem von pflanzlichem gegenüberstellen:

Tierisches Protein:	**Pflanzliches Protein:**
• Übersäuert den Organismus. Dadurch entzieht es ihm Mineralien und führt zu Ablagerungen in Gefäßen, Gelenken und anderen Geweben. • Führt zu schnellem Wachstum und kann nach der Kindheit zu Übergewicht und Tumorwachstum führen. • Enthält Leichengifte, angereicherte Umweltgifte, Medikamentenrückstände, Stresshormone und Krankheitskeime. • Reizt das Immunsystem durch große Mengen verschiedener und relativ artverwandter Fremdeiweißstoffe. • Enthält ein Methionin-Cystein-Verhältnis von 3:1. Methionin wird zu Homocystein abgebaut. Homocystein kann zu Alzheimer führen und Gefäße angreifen. • Enthält Arachidonsäure, die zu Prostaglandinen abgebaut wird und hohe Entzündungsneigung verursacht. • Enthält große Mengen genetischen Materials, das zu	• Ist mit wertvollen Basenstoffen vergesellschaftet. Es übersäuert nicht, führt nicht zu Verschlackung und führt Mineralien zu. • Führt zu langsamem, nachhaltigem Wachstum. Kann Tumorwachstum stoppen. • Enthält ein optimales Methionin-Cystein-Verhältnis von 1:1, wie menschliche Muttermilch. Enthält außerdem Folsäure zum Ausgleich von Homocystein. • Stellt artgerechte Nahrung für uns Menschen dar.

- Harnsäure umgewandelt wird und Gicht verursachen kann.
- Kann eklatant die Nieren gefährden, wenn ein Mangel an Puffersubstanzen herrscht.
- Trägt eklatant zu Umweltverschmutzung und Welthunger bei.

Auf den in der Tabelle zuletzt genannten Punkt im Zusammenhang mit dem tierischen Protein möchte ich nur in aller Kürze eingehen, da er nicht Thema dieses Buches darstellt. Näheres finden Sie in den Büchern von John Robbins aus den Empfehlungen im Anhang. Erwähnt sei jedoch, dass ganze fünfzig Prozent der weltweiten Getreideernte und sogar neunzig Prozent der Sojaernte an Nutztiere verfüttert werden. Um eine Kalorie in Form von Fleisch zu produzieren, müssen – je nach Tierart – zehn bis dreißig pflanzliche Kalorien aufgewandt werden. Am wenigsten effektiv erweisen sich hier die Rinder, die besonders viele Ressourcen verbrauchen. Würde das Getreide direkt den Menschen gegeben, müsste niemand mehr hungern. Darüber hinaus fallen den riesigen Produktionsstätten weltweit enorme Flächen zum Opfer, die andernfalls von Einheimischen zum Anbau genutzt werden könnten oder zuvor bewaldet waren und brutal gerodet wurden. Weil die genutzte Bodenfläche dennoch in der Regel in keinem gesunden Verhältnis zur Zahl der darauf gehaltenen Individuen steht, können die Exkremente nicht nachhaltig entsorgt werden, sondern werden oft mit verheerenden Folgen im Meer verklappt.

Sie tun also nicht nur sich selbst etwas Gutes, wenn Sie auf Produkte tierischer Herkunft verzichten. Jedoch möchte ich an dieser Stelle auch noch einmal daran erinnern, dass es zwischen schwarz und weiß auch ganz viele Graustufen gibt. Selbst wenn Sie Ihren Konsum nur ein klein wenig reduzieren, ist das allemal besser als nichts und wird Effekte mit sich bringen, die Sie dann vielleicht zu weiteren Schritte in diese Richtung motivieren werden.

Noch eine verbreitete Eiweißunverträglichkeit

Nachdem die Unverträglichkeiten im Zusammenhang mit den tierischen Lebensmitteln ausführlich erläutert wurden, muss nun noch ein weiterer Eiweißstoff erwähnt werden, der auch verbreitet schlecht vertragen wird und sogar zu einer Autoimmunerkrankung führen kann. Er hat primär gar nichts mit dem Verzehr von toten Tieren zu tun, wobei hier wieder davon auszugehen ist, dass es mit jeder ungesunden Ernährungsgewohnheit zu einer wechselseitigen Verstärkung der Auswirkungen kommen kann. Die Rede ist vom Gluten.

Gluten ist das sogenannte Klebereinweiß in vielen Getreidesorten. Am meisten davon ist im Weizen enthalten, doch man findet es auch in Dinkel, Roggen, Hafer, Gerste, Kamut und Einkorn. Dieser Stoff ist dafür verantwortlich, dass der Teig beim Backen zusammenhält, doch unser Körper kann ihn nicht richtig verdauen. Eine Unverträglichkeit kann in weiterer Folge zu einer Zöliakie werden, bei der es zu einer massiven Zerstörung der Darmzellen kommt. Ihre Entstehung wird in der Regel so erklärt, dass der Kleber nicht vollständig in Aminosäuren zerlegt wird, sondern Eiweißbruchstücke im Darm verbleiben, die die Schleimhaut verkleben. Dadurch können die Zellen nicht mehr richtig aneinanderhaften und klaffen auseinander. Es entstehen Spalten in der Schleimhaut und man spricht von einem Leaky Gut Syndrom, was auf Deutsch so viel wie „löchriger Darm" bedeutet. Nach meiner Erfahrung hat jedoch jede Form der Nahrungsmittelunverträglichkeit die wichtige Grundvoraussetzung, dass die Darmflora nicht mehr in Ordnung ist, denn ich stelle fest, dass meine Klienten nach einer gründlichen Darmsanierung wieder alles beschwerdefrei essen können. Dennoch muss man wohl sagen, dass Gluten für niemanden wirklich gesundheitsfördernd ist, auch wenn viele ganz gut damit zurechtkommen. Ich rate deswegen dazu, Getreidesorten abzuwechseln und gerne auch zu den ganz glutenfreien Vertretern Quinoa, Amaranth, Hirse, Buchweizen sowie Esskastanien und deren Mehlen zu greifen. Denn die Praxis zeigt klar, dass Unverträglichkeiten vor allem dort entstehen, wo ein Lebensmittel im Überfluss konsumiert wird. In der Zeit, als ich noch mit meinen Darm- und Herzbeschwerden kämpfte und fast nichts von dem, was ich aß, länger als eine halbe Stunde ohne Krämpfe und Durchfall in mir behalten konnte, besuchte ich eine Ärztin, die austestete, was ich nicht vertrug. Ich war sehr traurig darüber, als sich herausstellte, dass ich eigentlich nichts mehr von dem essen sollte, was mir schmeckte. Heute weiß ich, dass das völlig normal ist. Wer zu Nahrungsmittelunverträglichkeiten neigt, weil die Darmflora nicht mehr in Ordnung ist, wird immer zuerst auf das reagieren, was er am häufigsten isst, und das wird logischerweise das sein, was er am liebsten mag. Wenn man diese Lebensmittel solange meidet, bis man sich nach einer Reinigung inklusive Wiederaufbau einer gesunden Keimbesiedelung wieder stabil fühlt, kann man dann langsam und in ganz kleinen Portionen beginnen, auch das wieder zu essen, was man vorher nicht vertragen hat. Eine solche Sanierung kann – je nach Schweregrad – bis zu einem Jahr dauern, wobei man während dieser Zeit jedoch eine kontinuierliche Verbesserung bemerken wird. Es ist bei weitem nicht so schlimm, wie es sich zunächst anhören mag. Viele meiner Klienten leben schon viele Jahre mit schlimmen Beschwerden und nehmen für eine nachhaltige Heilung gerne in Kauf, ein paar Monate konsequent dranzubleiben. Es dauert eben ein wenig länger, wenn man nicht zur Chemie greift, sondern ganz natürliche Methoden einsetzt, dafür eröffnet man aber garantiert keine neuen Baustellen, sondern tut etwas Heilsames für das gesamte System. Sogar die Seele profitiert, weil es einfach befreit, alten Dreck loszulassen. Das Beste daran ist mit Sicherheit, dass Sie damit etwas an der Hand haben werden, mit der Sie sich in vielen Lebenssituationen selbst schnell und kostenlos helfen können. Lesen Sie mehr darüber in meinem Buch „*Natürliches Entgiften – Freiheit für Körper, Geist und Seele*".

Doch noch einmal zurück zum Gluten. Es stellt sich nämlich durchaus die Frage, warum heutzutage eigentlich jeder jemanden mit einer Unverträglichkeit kennt, während dieses Phänomen vor etwa dreißig Jahren noch völlig unbekannt war. Das liegt einerseits daran, dass – entsprechend den Interessen der Backwarenindustrie – in den letzten Jahrzehnten sukzessive durch Gentechnik und Zuchtauswahl das Klebereiweiß vermehrt wurde. Andererseits ernähren wir uns sukzessive immer ungesünder und einseitiger, sodass einfach viele Faktoren zusammenkommen, die sehr negativ auf die Darmgesundheit einwirken. Weil es vor allem immer schwieriger wird, ein ausgewogenes Verhältnis an gesunden Mikroorganismen im Darm zu beherbergen, widme ich diesem wichtigen Thema ein eigenes Kapitel in diesem Buch.

Mikronährstoffe

Zu den Mikronährstoffen zählen die Mineralien, die Vitamine, die sekundären Pflanzenstoffe und die Ballaststoffe. Während sich im Zusammenhang mit den bisher behandelten Nährstoffgruppen diverse Probleme in der Regel aus einem Zuviel ergeben, ist hier meistens das Gegenteil der Fall. Gerade weil wir insgesamt viel zu gut versorgt sind, ergeben sich Mängel an Mineralstoffen und Vitaminen mit etlichen daraus resultierenden Krankheitsbildern. Und so sehr wie an den Stoffen selbst, fehlt es an Wissen darüber und an Bewusstsein für dieses überlebenswichtige Thema. Schon kaum einer weiß, was mit Proteinen, Kohlenhydraten und Fetten in seinem Körper passiert und worauf er diesbezüglich achten sollte, doch wenn es um die Mikronährstoffe geht, wird das Nicht-Wissen dramatisch. Interessanterweise scheint es dagegen ziemlich Viele zu geben, die glauben, sich bestens damit auszukennen. In meiner Facebookgruppe*, in der die Leser meiner Bücher Fragen beantwortet bekommen, kann ich selbst in der Regel gar nicht so schnell reagieren, wie sich jemand findet, der, nachdem ein Mitglied kurz seine Symptome beschreibt und um Tipps bittet, darunter schreibt: „Nimm Magnesium!", „Das ist ein Eisenmangel, hol dir Kapseln aus der Apotheke!" oder so etwas in der Art. Offensichtlich muss man also gar nicht unbedingt Gesundheitsexperte sein, um derartige Ratschläge geben zu können.

Und es zeigt sich, dass es voll und ganz verinnerlicht wurde – das wohl größte Märchen, das man uns in diesem Zusammenhang erzählt: Nämlich, dass wir vorhandene Defizite ganz einfach ausgleichen können, indem wir zu den sogenannten Nahrungsergänzungsmitteln greifen. Das ist bequem und vermittelt das gute Gefühl, etwas für sich zu tun. Man verlässt sich, wie so oft, auf den guten Rat derjenigen, die uns bereitwillig das Denken abnehmen, weil es so verdammt lukrativ ist.

Außerdem weiß man ja, dass in unseren Nahrungsmitteln bei weitem nicht mehr so viele Nährstoffe enthalten sind, wie das früher einmal war. So muss man fast zu Kapseln greifen, oder etwa nicht? Und ist es, gerade wenn sich Symptome zeigen, nicht die beste und natürlichste Form, nach Abhilfe zu suchen, zunächst einmal eventuell vorhandene Mängel zu beseitigen? Ich sehe es differenzierter und möchte mit den folgenden Kapiteln ein wenig Licht ins Dunkel bringen und den einen oder anderen Denkanstoß geben.

Nahrungsergänzungsmittel jeglicher Form werden oft rein nach Verdacht eingenommen oder deshalb, weil sie der Nachbarin oder der Mutter der Freundin so guttun. Ohne jedes Wissen über deren Wirkungsweise und ohne Kenntnis darüber, wie der genaue Versorgungszustand des eigenen Körpers eigentlich aussieht. Frei nach dem Motto: „Wenn es nicht hilft, schadet es nicht.", was so leider oft nicht stimmt. Nachdem sich alle Stoffe im Organismus gegenseitig beeinflussen, kann es durch die Einnahme isolierter Substanzen sehr wohl zu unerwünschten Auswirkungen kommen. So kann zum Beispiel Vitamin C zu Kupfermangel führen oder aber zu einem starken Anstieg des Eisenspiegels, während Vitamin D zwar das Kalzium stabilisiert, jedoch ein Kaliumdefizit auslösen kann und langfristig womöglich sogar das auslöst, was es unter anderem verhindern soll, nämlich Knochenschwund. Doch dazu später noch mehr. Ich finde, dass man sehr viel sorgfältiger abwägen sollte, was man schluckt, und empfehle Präparate nur nach Testung am eigenen Körper, oder wenn durch zuverlässige Verfahren ein Mangelzustand festgestellt wurde, in keinem Fall aber dauerhaft. Längerfristige Gaben eines oder mehrerer Stoffe führen aus meiner Sicht oft zu einem Verlust der Wirksamkeit und einer Schwächung der körpereigenen Regulationsmechanismen.

Reicht es aus, bei Beschwerden eine Kapsel zu schlucken?

Sind körperliche Beschwerden der Grund für die Einnahme einer Substanz, stellt das bisweilen den Versuch dar, die Symptomatik schnellstmöglich wieder loszuwerden, ohne etwas an der inneren Einstellung oder an diversen Verhaltensmustern zu verändern, was für eine nachhaltige Heilung notwendig wäre. Auch wenn pflanzliche Präparate eingenommen werden, unterscheidet sich diese Herangehensweise nur unwesentlich von der Haltung der Schulmedizin: Alles, was krankgemacht hat, kann gleichbleiben, wenn man nur die passende Kapsel schluckt. Leider funktioniert das oft nicht oder führt nur zu einer vorübergehenden Verbesserung, weil der Zweck der Symptome nicht erfüllt wird, nämlich die eingefahrene Spur zu verlassen und neue Wege einzuschlagen. Selbst wenn ein diagnostizierter Mangel an bestimmten Stoffen vorliegt, kann eine Substitution schnelle Hilfe gewähren, dauerhaft gilt es aber auch hier, die ganzheitliche Bedeutung zu finden und Veränderungen umzusetzen, damit sich der Organismus früher oder später wieder selbst regulieren kann und es nicht mehr notwendig ist, irgendetwas zu schlucken. Wie bei allen anderen Zeichen, die der Körper sendet, steckt auch bei Mangelerscheinungen eine Botschaft dahinter, und weil das so wichtig ist, widme ich diesem Thema ein eigenes Kapitel. Ein Ungleichgewicht, das auf der geistig-seelischen Ebene entstanden ist, spiegelt sich immer auf der materiellen Ebene, kann aber nicht unbedingt auf dieser behoben werden, zumindest nicht ausschließlich.

Manchmal entstehen Defizite auch, obwohl die betreffende Substanz eigentlich ausreichend konsumiert wird, zum Beispiel aufgrund von Resorptionsstörungen im Magen-Darm-Trakt, einer anderweitig gestörten Weiterleitung oder Verarbeitung beziehungsweise einer Wechselwirkung mit anderen Stoffen. Es ist also keineswegs als gesichert anzunehmen, dass eine erhöhte Aufnahme eine Besserung bringt, sofern die Ursache für den Mangel unbehoben bleibt. Ebenso gilt auch hier wieder, was in anderem Zusammenhang bereits erwähnt wurde: Isolierte Wirkstoffe weisen, wenn überhaupt, nur einen verschwindenden Bruchteil des Effektes einer Gesamtkomposition auf. Das gilt sogar für Substanzen natürlicher Herkunft, von den chemisch hergestellten ganz zu schweigen.

Und auch wenn es in Einzelfällen sicher Sinn macht, den Körper vorübergehend mit bestimmten Mikronährstoffen zu unterstützen, gib es andere Maßnahmen, die ich persönlich ergreifen würde, bevor ich etwas einnehme. Hierzu gehören zum Beispiel eine genaue Betrachtung geistig-seelischer Problematiken, eine Ernährungsumstellung und eine gründliche Entgiftung. Der erste Impuls ist also aus meiner Sicht oft nicht der heilsamste, sondern schlicht der bequemste.

Mineralien

Bei den Mineralien unterscheidet man die sogenannten Mengen- von den Spurenelementen. Der Unterschied liegt, wie der Name schon vermuten lässt, in der im Organismus vorhandenen Menge. Bei ersteren liegt diese im Grammbereich pro Kilogramm und bei den Spurenelementen, nach Definition, immer unter 500 Milligramm für jedes Kilogramm Körpermasse. Die empfohlene tägliche Aufnahme kann bei ihnen sogar unter einem Milligramm liegen, während sie bei den Mengenelementen bei mehreren hundert Milligramm – teilweise sogar bei mehreren Gramm – liegt, wie zum Beispiel beim Kalium. Jeder einzelne Mineralstoff hat viele, teilweise sehr unterschiedliche Aufgabenbereiche. Allen gemein ist es, dass sie notwendigerweise mit der Nahrung aufgenommen werden müssen, weil sie im Körper nicht hergestellt werden können. Weiters weisen alle entweder eine positive oder eine negative Ladung auf und nehmen dadurch auf elektrische Prozesse im Körper Einfluss. Dazu gehören sämtliche Signalweiterleitungen und Bewegungsabläufe, sodass es im Endeffekt überhaupt keine Reaktion im Körper gibt, die nicht elektrisch gesteuert und damit unabhängig von bestimmten Mineralstoffen wäre.

Schließlich sind sie maßgeblich an der Regulation des Säure-Basen-Haushalts beteiligt, und umgekehrt beeinflusst das chemische Milieu eines Lebewesens die Höhe des Blutspiegels diverser Mineralien und wie deren Lagerbestand in vorhandenen Depots aussieht.

Generell hat zwar jeder Mineralstoff eine oder mehrere bevorzugte Wirkungsstätten, nachdem die Um- und Zuteilung allerdings über das Blut erfolgt, ist von jedem Vertreter stets auch ein Blutspiegel messbar.

Schauen wir uns zunächst einmal die Mengenelemente genauer an.

Mengenelemente

Dazu gehören das **Natrium**, das **Kalium**, das **Kalzium** und das **Magnesium**. Alle sind basenbildende Mineralien und positiv geladen. Dann gibt es noch den **Phosphor**, der so reaktionsfreudig ist, dass er niemals alleine vorkommt, sondern stets Verbindungen eingeht. Man spricht dann von einem Phosphat, das negativ geladen und sauer ist. Gemeinsam mit Kalzium ist dieser Stoff zum Beispiel am Aufbau von Knochen beteiligt, im Folgenden werden wir ihn aber vernachlässigen, weil wir ganz automatisch stets im Überfluss damit versorgt sind. Von Natur aus ist er eigentlich in jedem Lebensmittel vorhanden, und zudem werden Phosphate sehr gerne als Zusatzstoffe in der Lebensmittelproduktion eingesetzt. Sie dienen zum Beispiel als Stabilisatoren, Rieselhilfen oder Konservierungsmittel. Wird zu viel davon aufgenommen, beeinträchtigt das die Aufnahme anderer Mineralien wie Kalzium, Magnesium, Eisen und Zink negativ, bei einem gesunden Menschen kann jedoch regulierend die Ausscheidung über die Nieren gesteigert werden.

Hier noch ein Tipp: Bitte versuchen Sie nicht, sich alles auf Anhieb zu merken, was Sie nachfolgend lesen. Sofern Sie nicht schon sehr gut mit der Materie vertraut sind, ist das absolut unmöglich. Seien Sie völlig entspannt, verschaffen Sie sich zunächst einmal einen Gesamtüberblick und verlassen Sie sich darauf, dass sich das, was für Sie wichtig oder interessant ist, ganz von selbst zumindest insoweit einprägen wird, dass Sie wissen werden, wo Sie noch einmal genauer nachlesen wollen.

Natrium und Kalium

Diese beiden arbeiten eng zusammen, wenn auch auf unterschiedlichen Seiten. Meistens werden sie als Antagonisten, also Gegenspieler, bezeichnet, ich betrachte sie lieber als Partner mit unterschiedlichen Aufgabenbereichen. Gemeinsam mit einem extra für sie angelegten Transportmechanismus in der Zellmembran sorgen sie dafür, dass in einer Zelle ein sogenanntes Aktionspotential ausgelöst werden kann und anschließend auch wieder Ruhe einkehrt. Besonders wichtig ist dieser Mechanismus bei Nerven- und Muskelzellen sowie bei solchen, die wichtige Stoffe für den Gesamtorganismus bilden und abgeben können, sogenannte sekretorische Zellen. Das Aktionspotential bewirkt eine Erregung, durch die eine Reizweiterleitung, eine Bewegung oder die Produktion beziehungsweise Abgabe einer benötigten Substanz erfolgt – je nachdem, um welche Art von Zelle es sich handelt. Wie bereits erwähnt, spielt bei derartigen Vorgängen Elektrizität eine große Rolle. Im Ruhezustand befindet sich Kalium vorwiegend in der Zelle, während sich das Natrium hauptsächlich im Extrazellularraum aufhält. Es kommt zwar ständig zu einem Einströmen von Natrium und einem Ausströmen von Kalium, jedoch sorgt der erwähnte Transportmechanismus, den man im Fachjargon Natrium-Kalium-Ionenpumpe nennt, dafür, dass diese Leckströme ausgeglichen werden und das Ruhepotential erhalten bleibt. Dennoch befindet sich stets auch Kalium außerhalb und Natrium innerhalb der Zelle. Weil die Ionenpumpe immer drei Natriumteilchen und nur zwei Kaliumteilchen transportiert, kommt es dazu, dass die Zelle innen negativer ist als das Milieu außerhalb der Zelle. Kommt es nun zu einem Aktionspotential, also zu einer Erregung der Zelle, öffnen sich die Natriumkanäle und es kommt sehr schnell zu einem Natriumeinstrom in die Zelle, sodass diese schließlich positiv geladen ist. Ebbt das Aktionspotential wieder ab, was nach wenigen Millisekunden der Fall ist, stellt die Ionenpumpe in der Membran die Ausgangssituation wieder her. Würde das nicht passieren, könnte kein weiteres Aktionspotential mehr ausgelöst werden, die Zelle wäre also nicht mehr erregbar und funktionslos. Dies ist eine vereinfachte Darstellung, die zum Verständnis jedoch völlig ausreicht.

Bei Ruhe und ausgeglichenem Milieu ist das Kalium innerhalb und Natrium außerhalb der Zelle

Ein weiterer, sehr wichtiger Aufgabenbereich, an dem diese beiden Mineralien gemeinsam beteiligt sind, ist die Regulation des Wasserhaushalts. Damit ist sowohl der Flüssigkeitsgehalt jeder einzelnen Zelle als auch der des Gesamtorganismus gemeint. Beide haben die Fähigkeit, Wasser zu binden, und entsprechend der jeweils vornehmlichen Wirkungsstätte sorgt Kalium für einen angemessenen Hydratationszustand in der Zelle, und Natrium tut das Gleiche zwischen den Zellen. Mit diesem Wissen ist es mehr als einleuchtend, dass ein ausgewogenes Verhältnis zwischen den beiden phänomenal wichtig ist, wobei es bei unseren Vorfahren – und damit meine ich diejenigen, die vor der Einführung der Landwirtschaft gelebt haben – so war, dass wesentlich mehr Kalium als Natrium aufgenommen wurde. Genaugenommen im Schnitt etwa 0,8 Gramm Natrium und 10,5 Gramm Kalium. Das liegt daran, dass Kalium in pflanzlicher Nahrung im Überfluss vorhanden ist, wohingegen Natrium in erster Linie mit dem Salz aufgenommen wird, zu dem Menschen nicht immer unkomplizierten Zugang hatten.

Aus diesem Grund sind die Regulationsmechanismen des Körpers viel stärker darauf ausgerichtet, die Natriumausscheidung zu drosseln, während Kalium recht bereitwillig und unkompliziert von der Niere ausgeschleust wird. Vor allem dann, wenn der Organismus einen Anlass dazu sieht, den Blutdruck zu erhöhen, was er natürlicherweise immer dann tut, wenn ein Flüssigkeitsmangel herrscht. Es werden umgehend Hormone ausgeschüttet, die veranlassen, dass Natrium in der Niere zurückgehalten und sein Gegenspieler Kalium vermehrt dem Blut entzogen und dem Urin beigemengt wird. Der Körper schätzt Natrium in diesen Situationen als das wertvollere Mineral ein, weil es erstens seiner evolutionsbiologischen Erfahrung nach das seltenere von beiden ist und zweitens weil es die Substanz ist, die bei geringem Blutvolumen mit höherer Wahrscheinlichkeit bereits verloren gegangen sein muss, da sich Kalium ja eher innerhalb der Zelle befindet. Tatsächlich verliert man zum Beispiel beim Schwitzen oder auch bei Durchfall sehr viel Natrium.

Uralte Regulationsmechanismen wurden ad absurdum geführt

Die Lage des heutigen Menschen hat sich jedoch dramatisch verändert: Der Konsum pflanzlicher Nahrung ist drastisch zurückgegangen, während in sämtlichen industriell gefertigten Lebensmitteln Kochsalz in Hülle und Fülle enthalten ist. Die WHO (Weltgesundheitsorganisation) rät aktuell, zwei Gramm Natrium und dreieinhalb Gramm Kalium aufzunehmen, was nicht ganz einem molaren Verhältnis von eins zu eins entsprechen würde. Das Atomgewicht von Kalium ist nämlich nahezu doppelt so hoch wie das von Natrium, sodass man bei Aufnahme einer exakt gleichen Menge etwa doppelt so viele Natrium- wie

Kaliumteilchen zur Verfügung hätte, obwohl man eigentlich mindestens genau gleich viele bräuchte. Doch im Vergleich mit unseren Ahnen, die mehr als die dreizehnfache Menge an Kalium konsumierten, mutet diese Empfehlung lächerlich an. Man hat wohl versucht, dem modernen Menschen einen einigermaßen umsetzbaren Rat zu geben, um ihn nicht gänzlich zu entmutigen. Böswillig interpretiert, hat man vielleicht auch ein Maß gewählt, bei dem das blanke Überleben eine gewisse Zeit gewährleistet ist, aber das Auftreten zahlloser chronischer Symptomatiken die Wirtschaft ankurbelt. Wie dem auch sei, die Realität sieht so aus, dass nicht einmal der WHO-Wert erreicht wird. Die tägliche Aufnahme von Natrium liegt ebenso bei circa drei Gramm wie die von Kalium. Ein Beispiel von vielen für die prekäre Notsituation, in die unser Körper durch die sukzessive Veränderung der allgemeinen Lebensgewohnheiten geraten ist.

Was bedeutet das konkret?

Nun, dehydriert – also ausgetrocknet – sind die meisten Menschen ja trotzdem, weil sie viel zu wenig Wasser trinken. Das Blut wird also dicker und fließt schlechter. Auch die aus der ungesunden Ernährung resultierende Gewebeverschlackung erfordert eine Blutdruckerhöhung, um die Zellversorgung längstmöglich aufrechtzuerhalten. Also greifen die Mechanismen, die die Natrium-Ausscheidung hemmen, die aber so dringend notwendig wäre.

Ich muss sagen, es berührt mich tief, wie es uns gelungen ist, Regulationsvorgänge unseres Körpers ad absurdum zu führen, die über Jahrtausende fantastisch funktioniert haben, indem wir eine Lebensweise eingeschlagen haben, die dermaßen weit von unserer Natur entfernt ist.

Gleichzeitig mit dem Rückhalt von Natrium wird Kalium vermehrt ausgeschieden, von dem ohnehin zu wenig da ist. Umso mehr sogar, weil es zur Verhinderung einer drohenden

Übersäuerung des Blutes durch Zucker und tierisches Protein vermehrt aus den Zellen an das Blut abgegeben wird. Dadurch verarmt die Zelle an Kalium, das Membranpotential sinkt, und es kann leichter eine Erregung ausgelöst werden. In anderen Worten ausgedrückt bedeutet das, dass die Reizschwelle herabgesetzt ist und leichter ein Aktionspotential hervorgerufen werden kann, während es wesentlich länger dauert als normal, bis der Ruhezustand wieder einkehrt. Das erklärt, warum eine Übersäuerung des Organismus dazu führt, dass der betreffende Mensch sehr leicht reizbar und gestresst ist.

Die Schulmedizin ignoriert den Zustand der Übersäuerung

Im Übrigen wird der mit dem Begriff „Übersäuerung" gemeinte Zustand in der Schulmedizin weitgehend ignoriert. Und das, obwohl er so weit verbreitet ist und durch so viele verschiedenartige Beschwerden deutlich spürbar wird. Das dringt jedoch in der Regel erst dann ins Bewusstsein, wenn man einmal erlebt hat, wie man sich nach einer gründlichen Entschlackung fühlt. Es gibt noch nicht einmal wirklich einen medizinischen Ausdruck dafür. Wenn der Arzt von einer „Azidose" spricht, meint er eine Übersäuerung des Blutes, die erst dann eintritt, wenn bereits sämtliche Regulationsmechanismen komplett versagt haben und schon lange vorher in vielen Geweben der pH-Wert stark abgesunken ist. Es versteht sich von selbst, dass der Organismus bestrebt ist, gerade das Blut längstmöglich von Bedrohungen frei zu halten. Weit mehr als neunzig Prozent aller Schmerzen und Beschwerden zeigen jedoch an, dass es am entsprechenden Ort zu einer Entgleisung des chemischen Milieus in Richtung einer Übersäuerung gekommen ist und sinnvollerweise regulierend eingegriffen werden sollte. Im Zusammenhang mit dem Kalium begegnen wir hier zum ersten Mal dem Phänomen, dass ein unausgeglichener Säure-Basen-Haushalt zu einem Verschleiß von wichtigen Mineralstoffen führt. Nun ist vielleicht auch deutlicher geworden, warum es wenig sinnvoll ist, einfach nur in Form von Supplementen Mineralstoffe zuzuführen, ohne die Ursache zu beheben, auch wenn es vorübergehend natürlich einmal notwendig sein kann. Langfristig hilft jedoch nur, der Übersäuerung durch eine Ernährungsumstellung entgegenzuwirken. Wie das geht, davon haben Sie in den ersten drei Kapiteln bereits eine Idee bekommen, die wir im zweiten Teil dieses Buches noch abrunden werden. Zudem lohnt sich in der Regel eine sanfte, doch gründliche Entgiftung. Rund um die prekäre Situation im Zusammengang mit Kalium und Natrium empfiehlt es sich in jedem Fall, die Zufuhr an Kochsalz zu verringern, was am leichtesten durch den Verzicht auf industriell gefertigte Lebensmittel gelingt. Außerdem sollten Sie zu Hause stets Natursalz verwenden. Ich persönlich empfehle unbehandeltes, schonend abgebautes Steinsalz, da Meersalz in diesen Zeiten unterschiedlichsten Belastungen ausgesetzt ist. Das gewöhnliche Salz, das man im normalen Supermarkt erhält und das fast allen abgepackten Speisen zugesetzt ist, wurde durch Raffination auf die zwei Elemente Natrium und Chlorid reduziert. Natursalz hingegen besteht zu zehn Prozent aus bis zu 84 wertvollen Mineralstoffen.

Gleichzeitig können Sie es mit der Zufuhr an Kalium kaum übertreiben. Die Hauptquellen hierfür sind Hülsenfrüchte, Kartoffeln und andere Gemüsesorten, wie zum Beispiel Spinat oder Brokkoli.

Nochmal die wichtigsten Zusammenhänge in aller Kürze:

- Unsere Vorfahren nahmen Natrium und Kalium im Verhältnis 1:13 zu sich, heute liegt es bei 1:1.
- Uralte Regulationsmechanismen halten bei Flüssigkeitsmangel Natrium zurück und scheiden Kalium aus. In der heutigen Situation ist das verheerend.
- Bei Übersäuerung wird Kalium vermehrt aus der Zelle ins Blut freigesetzt und ausgeschieden, es kommt zu einer Verarmung der Zelle an Kalium und damit einhergehend zu Übererregbarkeit.

Magnesium und Kalzium

Auch diese beiden werden gerne als Antagonisten, also Gegenspieler, bezeichnet. Im Endeffekt bilden sie ein geniales Team, in dem man sich gegenseitig unterstützt, aber auch kontrolliert.

Kalzium ist mit Sicherheit das Mineral, mit dem die meisten Menschen etwas anfangen können, und die Teile unseres Körpers, die einem da sofort einfallen, sind die Knochen und die Zähne. Außerdem wird Kalzium für die Blutgerinnung, für die Muskelkontraktion und für die Abgabe einiger Hormone benötigt. Ganze 99,5 Prozent des im Organismus vorhandenen Kalziums befinden sich im Knochen, etwa 0,4 Prozent im Inneren anderer Zellen und nur 0,1 Prozent sind im Blut unterwegs. Der Blutspiegel besitzt also überhaupt keine Aussagekraft und enthält keinerlei Information darüber, wie zum Beispiel der Versorgungszustand der Knochen aussieht. Ganz im Gegenteil, ein hoher Blutspiegel kann ein Hinweis darauf sein, dass beständig größere Mengen des Minerals aus dem Knochen abgebaut werden, um zum Beispiel eine Übersäuerung abzupuffern. Wie Kalium sind auch Magnesium und Kalzium basenbildende Mineralstoffe, die vermehrt im Blut anzutreffen sind, dadurch jedoch leider auch vermehrt ausgeschieden werden, wenn das chemische Milieu im Ungleichgewicht ist.

Die Aufnahme des Kalziums im Darm ist abhängig von Vitamin D, und ist es erst einmal im Körper, regulieren zwei Hormone seinen Blutspiegel: Das in der Nebenschilddrüse produzierte Parathormon wird aktiv, wenn der Kalziumspiegel sinkt. Es bewirkt eine erhöhte Aufnahme im Darm durch Steigerung der Vitamin D-Produktion und gleichzeitig wird veranlasst, dass Kalzium aus dem Knochen gelöst wird. Dagegen bremst das Calcitonin aus der Schilddrüse die Aufnahme und fördert den Einbau von Kalzium in das Skelett, wenn im Blut zu viel davon gelöst ist.

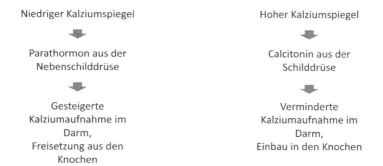

Magnesium ist ebenfalls maßgeblich am Knochenaufbau beteiligt, etwa die Hälfte davon befindet sich im Skelett und die andere Hälfte im Weichteilgewebe. Außerdem beeinflusst es sämtliche Stoffwechselprozesse, weil es mehr als dreihundert

Enzyme aktiviert. Das ist auch der Grund, warum bei jeder Form einer gesteigerten Aktivität – sei es durch Sport oder andere Arten von körperlichem oder geistigem Stress – verstärkt Magnesium verbraucht wird. Gemeinsam mit seinem Partner, dem Kalzium, steuert es Muskelkontraktionen. Während Kalzium durch sein Auftreten in der Zelle Kontraktionen auslöst, sorgt das Magnesium für Entspannung. Insgesamt kann es tatsächlich als eine Art natürliches Beruhigungsmittel betrachtet werden. Menschen, die besonders leicht in die Luft gehen, haben oft einen Magnesiummangel, und das sind genau die, die im Leben besonders stark gefordert sind. Auch Heißhunger auf Schokolade, extremes Schwitzen und fauliger Körpergeruch können auf ein Defizit an diesem Mineral hinweisen.

Magnesium ist der Türsteher der Zellen

Genauso wie das Kalium ist Magnesium hauptsächlich innerhalb der Zelle zu finden, während das Kalzium außerhalb der Knochen dort nicht in größerer Menge vorhanden sein sollte, weil es sonst zu einer Art Dauererregung oder Verkrampfung der Zelle kommt. Kalzium macht hart, und was im Skelett erwünscht ist, ist in den Weichteilen alles andere als vorteilhaft. Magnesium fungiert hier gleichermaßen als Türsteher für das Kalzium und lässt es nicht hinein. Dagegen kann Kalium nicht in der Zelle bleiben, wenn es an Magnesium mangelt. Es kommt dann zu einem Ausstrom und einem Funktionsverlust der Natrium-Kalium-Pumpe. Auch bei einer Übersäuerung, die, wie wir mittlerweile wissen, in den meisten Organismen zum chronischen Zustand geworden ist, kann dieser wichtige Elektrolyttransporter nicht mehr richtig arbeiten. Ebenso wie im Außen, kommt es auch im Zellinneren zu einem pH-Wert-Anstieg, also zu einem vermehrten Auftreten der für die Säuren typischen positiv geladenen Wasserstoff-Ionen. Das Magnesium strömt gemeinsam mit dem Kalium nach draußen, um im Blut für Ausgleich zu sorgen, weil der Zustand des Blutes für den Organismus immer wichtiger ist als der der einzelnen Zelle, sodass die nun zusehen kann, wie sie die Wasserstoffprotonen los wird, weil sie sonst sehr schnell zugrunde gehen würde. Jetzt wird ein zweites Transportsystem aktiv, nämlich der Natrium-Protonen-Antiporter, der die Protonen hinaus und Natrium in die Zelle hinein befördert. Weil gleichzeitig – ebenso zu Pufferzwecken – Kalzium aus den Knochen mobilisiert wurde, ist der Blutspiegel angestiegen und ein Teil der freien Kalzium-Ionen tut es dem Natrium gleich und diffundiert in die Zellen des Weichteilgewebes ein. Das ist jetzt ja problemlos möglich, weil das Magnesium Wichtigeres zu tun hat, als das zu verhindern. Das Unglück nimmt seinen Lauf: Die im Blut gelösten basischen Mineralien werden – nachdem sie die Säuren neutralisiert haben – entweder mit diesen ausgeschieden oder im Bindegewebe abgelagert, wo es dadurch längerfristig zu Versorgungsproblematiken, Sauerstoffmangel und weiteren Entgleisungen des chemischen Milieus kommen wird. Schlimmstenfalls kann das so weit gehen, dass die Zellen des betroffenen Gebiets ihren Stoffwechsel ohne Sauerstoff bewältigen müssen und zu Krebszellen werden. Näheres zum Verständnis von Krebsentstehung – abseits der klassischen schulmedizinischen Erklärungsmodelle – finden Sie in meinem Buch „*Hör auf deinen Körper und werde gesund*", denn natürlich ist auch eine schwere Krankheit nichts anderes als ein Versuch des Körpers, die Gesundheit wiederherzustellen, und zwar ein sehr verzweifelter und dringend notwendiger. Doch bevor es soweit kommt, macht der Körper unter anderem mit Schmerzen und Neigung zu Verkrampfung darauf aufmerksam, dass etwas ganz und gar nicht in Ordnung ist. Parallel dazu schreitet der Verlust an Mineralien munter voran, denn wenn es durch die Nahrung regelmäßig zu Nachschub kommen würde, wäre es ja gar nicht so weit gekommen. Das vor allem bei Frauen nach dem Wechsel sehr verbreitete Krankheitsbild der Osteoporose, einer sukzessiven Entspeicherung der Knochen mit immer stärker werdender Neigung zu Brüchen, fällt also auch nicht vom Himmel, sondern ist wieder nichts anderes als eine Folge unseres ungesunden Lebenswandels.

Ein weiterer Grund neben der Übersäuerung, warum Kalzium aus dem Skelett herausgelöst werden muss, ist übrigens die Insulinresistenz, die Sie im Kohlenhydratkapitel schon kennengelernt haben. Da die Ausschüttung des Hormons aus der Bauchspeicheldrüse kalziumabhängig ist, steigt der Bedarf unverhältnismäßig an, wenn der Insulinspiegel chronisch erhöht ist, weil die Zellen nicht mehr darauf reagieren.

Osteoporose nachhaltig vorbeugen

Sind das alles nicht gute Nachrichten? Niemand anderer als Sie selbst können es beeinflussen, inwieweit Sie davon betroffen sind oder sein werden. Und bitte reden Sie sich jetzt nicht mit einer familiären Veranlagung heraus, denn in der Regel ergibt sich die nicht aus den Genen, sondern viel mehr durch die Übernahme von vorgelebten Ernährungsgewohnheiten. Wenn man so möchte, ist die schlechte Nachricht allerdings, dass es mit dem Schlucken von Kalziumpräparaten wieder nicht getan ist. Ganz im Gegenteil sollte ein solcher Schritt sorgfältig abgewogen werden. Es ist nicht sehr wahrscheinlich, dass bei dem vorhandenen Durcheinander das zugeführte Kalzium dorthin gelangt, wo Sie es haben wollen, nämlich in die Knochen. Tatsächlich zeigt sich, dass der Prozentsatz an Frauen hoch ist, die bereits nach einigen Wochen der Einnahme unter verstärkten Schmerzen klagen. In vielen Fällen werden später auch massive Gewebeverkalkungen diagnostiziert. Eine weitere Nebenwirkung derartiger Präparate können Depressionen, Panikattacken, Gedächtnisverlust und andere nervale Störungen sein. Was man stattdessen tun kann, ist immer das Gleiche. Und auch wenn es beim Lesen vielleicht langsam langweilig wird, so ist es im Leben doch recht praktisch, wenn man bei nahezu jeder Symptomatik weiß, wie man sich selbst helfen kann: Entgiften, sich gesund ernähren und sich nach Möglichkeit auch noch regelmäßig bewegen. Letzteres ist gerade im Fall der Osteoporose wirklich besonders wichtig, weil der Knochen wesentlich geneigter ist, Kalzium einzubauen beziehungsweise zurückzuhalten, wenn in Form von körperlicher Betätigung Erhaltungsreize gesetzt werden. Neuesten Erkenntnissen zufolge ist es nicht nur die Bewegung an sich, die für das Skelett so gesund ist, sondern auch die mit vielen Bewegungsformen verbundenen leichten Erschütterungen des Laufens oder Springens.

Magnesium oder Kalzium niemals alleine substituieren

Genau wie bei Natrium und Kalium ist es auch bei Magnesium und Kalzium phänomenal wichtig, dass stets von beidem ausreichend vorhanden ist. Eine alleinige Substitution von einem der beiden ist nicht nur sinnlos, sondern kann auch gefährlich werden. So kann sich ein relativer Magnesiummangel zum Beispiel auf die Muskeltätigkeit und sogar auf den Blutdruck auswirken, weil die Zellen nicht angemessen entspannen können. Jetzt wissen Sie, wie es zu den berühmten Wadenkrämpfen kommt, nämlich weil im Verhältnis zu viel Kalzium vorhanden ist, das nicht mehr davon abgehalten wird, in die Zellen einzudringen. Bei den oben erwähnten Ängsten, zu denen es durch die Gabe von Kalziumpräparaten kommen kann, oder auch durch einen anderweitig verursachten relativen Magnesiummangel, betrifft die erhöhte Anspannung vorwiegend die Nervenzellen. Ein relativer Mangel liegt immer dann vor, wenn ein Verhältnis von 2 : 3 zwischen Magnesium und Kalzium nicht mehr gegeben ist. Zufällig ist das genau das Verhältnis, das in Obst, Gemüse und Kräutern ganz natürlich vorliegt. Man müsste sich um all diese Zusammenhänge also überhaupt keine Gedanken machen, würde man sich artgerecht ernähren.

Natürlich kann man durch die Einnahme von Magnesiumpräparaten auch einen Überschuss erzeugen, der sich genau gegenteilig auswirkt, nämlich in niedrigem Blutdruck und einer schweren Erregbarkeit von Nerven- und Muskelzellen, was ebenso gefährlich werden kann.

Da die Meinung, Osteoporose wäre ein reiner Kalziummangel, so stark verbreitet ist, erlebe ich es oft, dass Klienten sich stark von derartigen Präparaten angezogen fühlen. Wenn Sie persönlich bei mir sind, helfe ich mir dann mit dem kinesiologischen Muskeltest, mit dem der Körper ganz direkt gefragt wird, ob ihn etwas schwächt oder stärkt. So erspare ich mir viele Worte, wenn der Kunde merkt, dass ihn seine Kraft verlässt, wenn er eine entsprechende Kapsel auch nur in der Hand hält. Wenn wir lediglich über Skype verbunden sind, rate ich immer dazu, in jedem Fall vor Ort einen ähnlichen Test durchzuführen, bevor irgendetwas geschluckt wird. Generell bin ich der Meinung, dass es in vielen Situationen hilfreich ist, für sich selbst eine Möglichkeit zu haben, um zu überprüfen, ob etwas dem Organismus eher schadet oder nützt. Auch im Zusammenhang mit vielen Lebensmitteln kann das sehr augenöffnend sein.

Sehr leicht durchführbar ist der sogenannte Wipptest.

> **Wipptest zur Überprüfung der Wirkung diverser Dinge auf den Organismus**
>
> Stellen Sie sich schulterbreit hin und halten Sie das, was Sie testen wollen, an Ihren Nabel. Legen Sie Ihre linke Hand darüber, sodass das Testobjekt nicht zu Boden fällt, umschließen Sie es aber nicht ganz – nur so, dass es am Bauch aufliegt. Legen Sie dann die rechte Hand auf die linke und schließen Sie die Augen.
> Dann stellen Sie sich im Geiste die Frage: „Tut mir das gut?" und warten Sie ab. Früher oder später werden Sie leicht zu schwanken beginnen. Sie werden entweder einen Zug Ihres Körpers nach vorne auf das Testobjekt zu bemerken, was als Ja zu werten ist, oder aber es zieht Sie nach hinten. Dann wissen Sie Bescheid, dass Ihr Körper das ablehnt, was Sie testen.
> Natürlich kann Selbstbetrug bei dieser Methode nicht zu hundert Prozent ausgeschlossen werden, mit ein wenig Übung bekommen Sie jedoch eine recht zuverlässig zweite Meinung, wann immer Sie sich unsicher sind. Sie können alles überprüfen, was Sie gut halten können, wie zum Beispiel auch Bücher.

Wenn ein Test ergibt, dass eine Einnahme von Mineralien tatsächlich vorübergehend sinnvoll ist, empfiehlt es sich, sich für eine Kombination aus Kalium-, Magnesium- und Kalziumzitrat zu entscheiden. Ganz generell können Mineralstoffe nämlich in anorganischer Form zugeführt werden, zum Beispiel in Form von Carbonat, Sulfat oder Oxiden, und in organischer Form als Zitrat, Lactat, Orotat oder Glukonat. Organische Verbindungen müssen zwar höher dosiert werden, werden vom Körper jedoch wesentlich besser aufgenommen. Von Supplementen mit hohen Kalzium- oder Magnesiumeinzeldosen ist aus meiner Sicht abzuraten. Ebenso von Kalziumgaben bei Kindern, die Gott sei Dank aus der Mode gekommen sind. Zu viel von diesem Mineral hemmt nämlich die Osteoklasten. Das sind Knochenzellen, die in der Lage sind, Knochen abzubauen, was durch die ständigen Umbauprozesse während des Wachstums immer wieder nötig wird. Durch die Osteoklastenhemmung kann es schlimmstenfalls zu Verformungen des Skeletts kommen. Gleiches gilt auch für nicht ausgewachsene Jungtiere, die von unverbesserlichen Tierärzten des alten Schlages teilweise immer noch Kalzium verordnet bekommen, vor allem dann, wenn die berühmten Wachstumsschmerzen auftreten.

Nochmal die wichtigsten Zusammenhänge in aller Kürze:

Kalzium

- wird im Blut durch Parathormon erhöht und Calcitonin gesenkt,
- hat in den Zellen des Weichteilgewebes eigentlich nichts verloren,
- wird bei Übersäuerung und Insulinresistenz verstärkt aus dem Knochen mobilisiert, was zu Osteoporose führen kann,
- kann bei Übersäuerung gemeinsam mit Natrium auch in die Weichteilzellen eindringen und führt dann zu Übererregbarkeit, bis hin zur Krampfneigung.

Magnesium

- ist ein natürliches Beruhigungsmittel,
- hält das Kalzium aus der Weichteilzelle draußen und das Kalium drinnen,
- tritt bei Übersäuerung zu Pufferzwecken gemeinsam mit dem Kalium ins Blut und wird dann vermehrt ausgeschieden.

Spurenelemente

Eisen

Eisen ist das mengenmäßig häufigste Spurenelement in unserem Körper. Zwei Drittel davon befinden sich im roten Blutfarbstoff Hämoglobin und sind dort für den Sauerstofftransport zuständig. Der Rest verteilt sich auf den Muskelfarbstoff Myoglobin und die beiden Speicherstoffe für Eisen – Ferritin und Hämosiderin. Wir haben hier wieder den Fall, dass sich recht unterschiedliche, teils widersprüchliche Angaben finden, je nachdem, welche Art von Quellen man befragt. Glaubt man denen, die eher dem Mainstream entsprechen, erleiden vor allem Frauen durch die monatliche Blutung relativ häufig einen Eisenmangel. Dazu passend habe ich einige Klientinnen, die von ihrem Arzt ein entsprechendes Medikament verordnet bekommen haben, denn die Symptome einer Übersäuerung und dem damit einhergehenden Defizit an wertvollen basenbildenden Mineralien, wie zum Beispiel Haarverlust, werden gerne mit einem Eisenmangel in Verbindung gebracht. Dagegen schreibt Dr. Jacob, der Verfasser des umfangreichen und fundierten Werkes *„Dr. Jacobs Weg des genussvollen Verzichts. Die effektivsten Maßnahmen zur Prävention und Therapie von Zivilisationskrankheiten"**, dass Eisen – genauso wie Kupfer – oxidative Zellschäden und Entzündungsprozesse sowie die Entstehung von Arteriosklerose und Krebserkrankungen fördert. Er führt es auf die regelmäßige Entgiftung durch die Blutung zurück, dass Frauen vor der Menopause weniger von solchen Erkrankungen betroffen sind als Männer, während nach dem Wechsel ein sprunghafter Anstieg erfolgt. Ganz klar bewertet er den regelmäßigen Eisenverlust also als positiv und rät davon ab, Eisenpräparate einzunehmen. Tatsächlich handelt es sich um ein Schwermetall, und ein Überschuss sollte unbedingt vermieden werden, da er nicht – wie bei vielen anderen Stoffen – relativ leicht ausgeschieden werden kann. Gerade bei schweren Erkrankungen des Nervensystems, wie zum Beispiel Parkinson oder ALS, kann regelmäßig ein erhöhter Eisenspiegel nachgewiesen werden. An dieser Stelle möchte ich auch noch einmal an einen Sachverhalt erinnern, der im Zusammenhang mit dem tierischen Protein bereits gefallen ist, da auch der Genuss von rotem Fleisch dem Organismus viel Eisen zuführt: Ein erhöhter Blutspiegel erhöht den oxidativen Stress, dadurch werden die Insulinrezeptoren der Zellmembranen beschädigt und eine Resistenz begünstigt.

Zu einer übermäßigen Aufnahme kann es außer über Fleisch und entsprechende Tabletten auch durch eisenhältige Kochgeschirre, Belastungen des Trinkwassers und die Einnahme von Vitamin C kommen, das die Resorptionsrate genauso erhöht wie Alkoholgenuss.

Wichtig: Die Vermehrung von Keimen ist eisenabhängig!

Oft ist ein vermeintlicher Eisenmangel in Wahrheit gar keiner – nicht nur dann, wenn die Zeichen einer Übersäuerung fehlgedeutet werden, sondern auch, wenn tatsächlich ein zu niedriger Blutspiegel nachgewiesen wird. Der Körper ist bei bakteriellen Infektionen bestrebt, das Metall aus dem Blut zu entfernen und anderswo zu speichern. Der Organismus weiß, was viele Ärzte nicht zu wissen oder schon vergessen zu haben scheinen, nämlich dass dies eine sehr sinnvolle Schutzmaßnahme darstellt, weil die Vermehrung von Keimen eisenabhängig ist. Nachdem ein großer Prozentsatz der Bevölkerung eine völlig entgleiste Darmflora aufweist, ist auch die Immunität gestört, und es können sich krankmachende Bakterien sehr leicht niederlassen, sogar dauerhaft. Da ist es also kein Wunder, dass dazu passend ein niedriger Eisenspiegel einen relativ häufigen Befund darstellt. Sie können sich sicher vorstellen, was meine Herangehensweise der Wahl in einem solchen Fall wäre. Richtig, eine gründliche Entgiftung mit dem Fokus auf der Sanierung des Darms, inklusive seiner Bewohner. Ein tatsächlicher Mangel ergibt sich dagegen hauptsächlich aus wirklich schweren Blutverlusten. Bei Tieren können sich diese gelegentlich auch durch einen starken Parasitenbefall ergeben, was bei Menschen eher seltener der Fall ist. Jedenfalls würde ich ein Eisenpräparat vor der Einnahme – wie alles andere auch – individuell am Körper austesten lassen und keinesfalls auf Verdacht einnehmen. Nahrungsmittel, die Eisen enthalten und gesünder sind als rotes Fleisch, sind Spinat, wenn auch der Gehalt bei weitem nicht so hoch ist, wie man lange angenommen hat, Hülsenfrüchte und Haferflocken.

In aller Kürze:

- Eisen ist ein Schwermetall und ein Überschuss sollte vermieden werden, weil er Arteriosklerose, Krebs und Insulinresistenzen begünstigt.
- Viele vermeintliche Eisenmängel sind in Wahrheit Zeichen einer Übersäuerung oder einer latenten bakteriellen Infektion.

Zink und Kupfer

Zu Zink habe ich einen persönlichen Bezug, weil eine Ziege mit einem schweren Mangel meine Prüfungspatientin im Fach Interne Medizin auf der Uni war. Sie zeigte vor allem eine starke Verdickung der Haut, und ich bin nicht sicher, ob ich herausgefunden hätte, was ihr fehlt, wäre sie nicht ein uni-eigenes Tier gewesen, das wir im Rahmen unserer klinischen Übungen bereits einmal untersucht hatten. Jedenfalls werde ich nie wieder vergessen, dass dieses Spurenelement einen engen Bezug zu Haut und Haaren und auch zur Wundheilung hat. Wie auch das Magnesium ist es Bestandteil von vielen Enzymen. Generell könnte man sagen, dass Zink ein vielseitiger Beschützer ist. Es schützt uns von außen, indem es die Haut und die Schleimhäute gesund erhält, stärkt das Immunsystem und kann besonders Viren in vielen Fällen durch bloßen Kontakt unschädlich machen. Insgesamt unterstützt es Heilungsprozesse aller Art, weil es für jede Zellerneuerung dringend benötigt wird. Das ist auch der Grund, warum sich ein Defizit unter anderem in Wachstums- und Fruchtbarkeitsstörungen zeigen kann. Außerdem wirkt es antioxidativ und hilft dem Organismus nicht nur dabei, Nährstoffe effektiv zu verwerten, sondern auch Alkohol, Schwermetalle und Pharmazeutika zu entgiften. Die Einnahme von etlichen Medikamenten senkt demzufolge den Zinkspiegel und kann zu Mangelerscheinungen führen. Dazu gehören zum Beispiel Präparate, die den Blutdruck regulieren, Chemotherapeutika, Magensäurehemmer, Cortison, Eisentabletten, Lipidsenker, Immunsuppressiva, Tetracyclinantibiotika und die Antibabypille. Auch durch chronische Krankheitszustände entsteht ein erhöhter Bedarf, weil es überall dort vermehrt verbraucht wird, wo etwas repariert werden muss. Besonders wichtig ist Zink für Diabetiker, weil das Hormon Insulin mit Hilfe dieses Spurenelements gespeichert werden kann.

Ein eindeutiges Zeichen für einen Zinkmangel sind Dehnungsstreifen, die bei weitem nicht nur in der Schwangerschaft, sondern überall dort auftreten können, wo die Haut aufgrund einer verhältnismäßig schnell eintretenden Umfangsvermehrung gedehnt wird. An der Farbe der Streifen kann man erkennen, ob es sich um einen absoluten oder einen relativen Mangel handelt. Weiße oder silberne Streifen zeigen an, dass das Zink-Verhältnis zu anderen Mineralstoffen unausgewogen ist, während rote oder lilafarbene Streifen darauf hinweisen, dass insgesamt zu wenig davon vorhanden ist. Die bekannten weißen Flecken auf den Fingernägeln lassen ebenso einen Zinkmangel – beziehungsweise einen Kupferüberschuss – erkennen. Die beiden Metalle sind nämlich Antagonisten, und wo immer sie auftreten, verdrängen sie sich gegenseitig. Auch Kupfer ist Bestandteil von vielen Enzymen. Es hilft bei der Bildung von Kollagen, von Botenstoffen im Nervensystem, von Hämoglobin sowie bei der Bildung des Pigments Melanin. Wenn zu wenig Kupfer vorhanden ist, kann Eisen oft nicht dort eingesetzt werden, wo es wirklich gebraucht wird, sondern wird nutzlos irgendwo eingelagert. Zum Beispiel in den Gelenken, wodurch es zu rheumatoider Arthritis kommen kann. Statistiken zeigen, dass das Auftreten dieser Krankheit nach dem Eintreten der Industrialisierung sprunghaft angestiegen ist, was sich vermutlich durch die vermehrten Schwermetallemissionen erklärt, von denen etliche Kupferantagonisten sind. Wer darunter leidet, sollte einmal testen lassen, ob ihm die vorübergehende Einnahme von Kupfer helfen könnte. Tatsächlich hilft bereits oft auch das Tragen von Kupferschmuck. Es besteht also nicht nur ein wichtiger Zusammenhang zum Zink, sondern auch zum Eisen. Weiter oben haben Sie bereits erfahren, dass letzteres bei bakteriellen Infektionen vom Blut ins Gewebe verschoben wird, um den Keimen nicht zur Vermehrung zur Verfügung zu stehen. Mit dem Kupfer passiert dann genau das Gegenteil, es wird verstärkt ins Blut entlassen, um die Keime zu bekämpfen. Genauso wie Zink unterstützt es also die Infektabwehr, entfaltet seine Wirksamkeit aber eher gegenüber Bakterien, während es bei Viren machtlos zu sein scheint und das Feld dem Zink überlässt.

Die Einnahme von Vitamin C bei bakteriellen Infekten ist kontraproduktiv

In diesem Zusammenhang ist es auch gut zu wissen, dass Vitamin C ein Antagonist des Kupfers ist, jedoch ein Synergist von Zink. Es ist also, wenn überhaupt, nur bei viralen Infekten hilfreich, die Therapie mit der Einnahme von Vitamin C zu unterstützen. Hat man sich mit Bakterien angesteckt, ist es eher kontraproduktiv. Generell ist Vitamin C eine Substanz, die in der Natur immer in Komplexen auftritt und eine völlig andere Wirksamkeit besitzt, als die reine Ascorbinsäure aus Präparaten. Es wäre also ohnehin sinnvoll, das Vitamin aus natürlichen Quellen zu beziehen, dann ist es bei jeder Art von Infekten hilfreich. Dazu aber später mehr.

Genau wie bei vielen anderen Mineralien ist es auch im Fall von Kupfer und Zink schwer, einen Mangel oder einen Überschuss zweifelsfrei zu diagnostizieren, weil der Blutspiegel keine Aussage darüber zulässt, wie es mit der Einlagerung in den diversen Geweben aussieht. Ist er hoch, muss das auch gar nicht immer ein gutes Zeichen, sondern kann zum Beispiel ein Hinweis auf eine Infektion sein. Wird sie chronisch, ist das Gewebe vielleicht schon völlig verarmt, obwohl der Arzt sich über den Blutbefund freut.

Bei Frauen gibt es übrigens hormonbedingte Schwankungen der beiden Metalle im Blut.

Kupfer steigt mit dem Östrogenspiegel, Zink mit dem Progesteronspiegel

Der Kupferspiegel steigt parallel mit dem Östrogenspiegel an, während immer dann vermehrt Zink im Blut ist, wenn dort auch viel Progesteron vorhanden ist. Dieser Mechanismus ist im Zusammenhang mit einer Schwangerschaft besonders bedeutsam. Da Zink für straffe Bänder sorgt, wäre ein hoher Blutspiegel rund um die Geburt nicht sehr förderlich. Da jedoch kurz vor der Niederkunft das Progesteron fällt und das Östrogen sehr stark steigt, wird vermehrt Kupfer ins Blut ausgeschüttet und die Bänder werden weich. Werden Frauen mit rheumatoider Arthritis schwanger, erfahren sie oft im Laufe der Schwangerschaft eine deutliche Verbesserung. Auch wenn es im Laufe des Zyklus zu regelmäßigen Linderungen oder Verschlechterungen von Beschwerden kommt, könnte ein Zusammenhang mit Zink oder Kupfer bestehen. In der zweiten Zyklushälfte steigt das Progesteronlevel und gegen Einsetzen der Regel fällt es wieder ab, während das Östrogen vor dem Eisprung sukzessive zunimmt.

Kommt es zu einer plötzlichen Erleichterung einer rheumatoiden Arthritis bei Frauen oder Männern, liegt der Verdacht nahe, dass sich Gallensteine entwickelt haben. Kupfer wird normalerweise über die Gallenflüssigkeit ausgeschieden, und wenn diese gestaut ist, verbleibt mehr davon im Körper. Eine Entgiftung von Leber und Galle hilft dann nicht nur den betroffenen Organen, sondern dem gesamten System und mit Sicherheit auch den Gelenken. Wann immer wichtige Abfluss- oder Versorgungswege verlegt sind, ist das ein Zeichen für Verschlackung und ein gestörtes chemisches Milieu, wodurch sämtliche Mikronährstoffe ins Ungleichgewicht gebracht werden – so natürlich auch Zink und Kupfer.

Ein letztes interessantes Detail möchte ich noch erwähnen: Man hat festgestellt, dass ein erhöhter Kupferspiegel zur Dominanz der rechten Gehirnhälfte führt, während ein Ansteigen des Zinkgehaltes im Blut das linke Gehirn aktiviert. Demzufolge können Kupfergaben die Kreativität fördern, während Zink bei Konzentrations- und Lernschwächen helfen kann und das logische Denken fördert.

Wie immer rate ich aber dazu, jede Einnahme vorher mit dem Körper selbst über Muskeltests oder Ähnliches abzuklären und die Wirkung eines Präparats auf den Organismus sorgfältig zu beobachten.

Gesunde natürliche Quellen für Zink sind Avocados, Kartoffeln, Nüsse und andere Sämereien, Pilze und wieder einmal Haferflocken und Hülsenfrüchte, die uns nun schon öfter begegnet sind. Die Versorgung mit Kupfer ist an und für sich überhaupt nicht kritisch, da dieses Mineral über sehr viele Lebensmittel aufgenommen werden kann. Besonders hoch ist der Gehalt in Bananen, Kakaopulver, Sonnenblumenkernen, Spirulinaalgen und weißen Bohnen.

Eine Vergiftung ist generell mit beiden Metallen möglich, die mit Zink ist jedoch sicher sehr selten und eigentlich fast nur mit längerfristiger und womöglich zu hoch dosierter Einnahme von Zinkpräparaten oder bei der Arbeit in Metall verarbeitenden Betrieben zu erreichen. Zu viel Kupfer kann man auch über das Trinkwasser beziehungsweise den Genuss von landwirtschaftlichen Produkten, die mit kupferhaltigen Spritzmitteln behandelt wurden, aufnehmen.

Leichte Intoxikationen können – aus den zuvor erklärten Zusammenhängen – den Symptomen des sogenannten Prämenstruellen Syndroms ähneln, das dann eintritt, wenn kurz vor der Regelblutung der Progesteron- und damit der Zinkgehalt wieder fallen und mit Beschwerden wie Stimmungsschwankungen, Gewichtszunahme und Kopfschmerzen einhergeht.

Noch einmal die wichtigsten Zusammenhänge in aller Kürze:

Zink

- ist ein großer Beschützer, wirkt antioxidativ, entgiftend, immunstimulierend, fördert die Zellerneuerung, wirkt antiviral,
- wird verstärkt benötigt, wenn Gifte und Medikamente im Organismus sind,
- steigt im Blut gemeinsam mit Progesteron.

Kupfer

- wirkt antibakteriell und ist bei Keiminfektionen vermehrt im Blut,
- wird durch künstliches Vitamin C in seiner Wirkung behindert,
- kann bei rheumatoider Arthritis helfen,
- steigt im Blut gemeinsam mit Östrogen.

Selen

Selen ist ein weiteres Element, das uns deutlich vor Augen führt, wie wichtig ein ausgewogener Säure-Basen-Haushalt für den gesamten Organismus ist und wie gravierend sich eine Übersäuerung durch Stress und falsche Ernährung auswirkt.
Selen befindet sich in anorganischer Form im Boden, wird von Pflanzen aufgenommen und in eine organische Form umgewandelt. Menschen und Tiere nehmen dann über die Pflanze das organische Selen auf, weidende Tiere in Regionen mit selenreichen Böden sogar bisweilen so viel, dass es zu Vergiftungen kommen kann. Diese Gefahr besteht bei uns jedoch nicht – ganz im Gegenteil. In ganz Europa ist der Gehalt an Selen in der Erde sehr gering, mit weiter fallender Tendenz. Das liegt an der Auslaugung durch einseitige und exzessive landwirtschaftliche Nutzung, an der Übersäuerung durch sulfathaltige Düngemittel und an der Belastung des Bodens mit Schwermetallen, mit denen Selen so enge Verbindungen eingeht, dass die Pflanzen es kaum noch aufnehmen und für uns nutzbar machen können. Doch genau die Fähigkeit von Selen, Schwermetalle zu binden, ist auch für unseren Körper phänomenal wichtig. Weiters ist es Bestandteil des Enzyms Glutathion-Peroxidase, das gemeinsam mit Glutathion im Inneren einer jeden Zelle wichtige antioxidative Aufgaben erfüllt und verhindert, dass das genetische Material von freien Radikalen angegriffen wird. Jede Zelle des Körpers benötigt diese beiden Stoffe und ist selbst für ihre Herstellung verantwortlich, braucht dafür jedoch unbedingt alle notwendigen Einzelteile. Ihr Überleben hängt davon ab.

An dieser Stelle ist es vielleicht sinnvoll, noch einmal zu erläutern, was oxidativer Stress überhaupt bedeutet und inwiefern er mit Übersäuerung zusammenhängt. Grundsätzlich geht beides insofern Hand in Hand, weil die gleichen Ursachen zugrunde liegen. Oxidativer Stress entsteht dadurch, dass im Stoffwechsel beständig freie Radikale entstehen, die durch Ernährungsfehler nicht durch Antioxidantien abgefangen werden können. Als Antioxidantien dienen verschiedene sekundäre Pflanzenstoffe, wie zum Beispiel Betacarotin oder OPC, über die wir noch sprechen werden, Vitamin E oder C, auf die wir ebenfalls noch näher eingehen, und diverse Mineralien, von denen Sie nun schon einige kennengelernt haben. Zum Beispiel wirken Zink und Jod stark antioxidativ. Eine nährstoffarme Ernährung mit vielen tierischen Lebensmitteln in Kombination mit großen Mengen an schnell verfügbaren Kohlenhydraten und Transfetten führt zu einem Mangel an Radikalfängern und übersäuert den Organismus auch. Ein weiterer Verknüpfungspunkt ergibt sich daraus, dass die roten Blutkörperchen – medizinisch Erythrozyten genannt – besonders anfällig auf oxidativen Stress sind. Wenn sie einem Angriff von freien Radikalen mangels Radikalfängern nicht standhalten können, lösen sie sich auf, und auch das Hämoglobin, der rote Blutfarbstoff, zerfällt. Nicht zufällig geht ein schwerer Selenmangel in der Regel mit einer Anämie einher. In der Folge verschlechtert sich die Sauerstoffversorgung – zunächst nur in begrenzten Gebieten, die jedoch an Größe zunehmen, wenn keine Regulation einsetzen kann. Das Sauerstoffdefizit führt nun innerhalb kürzester Zeit zu einer starken Übersäuerung des betroffenen Areals, da die Atmung schließlich die effektivste basische Kraft überhaupt darstellt.

Das Selen ist, um es noch einmal ganz deutlich zu sagen, ein unglaublich wichtiger Radikalfänger. Eine weitere lebensnotwendige Aufgabe hat es in der Schilddrüse zu erfüllen. Hier wandelt es die inaktive Form des Schilddrüsenhormons T4 in seine aktive Form T3 um, es kann das T3 aber auch wieder zu T2 inaktivieren, wenn zu viel davon vorhanden ist. So ist das Spurenelement ein ganz wichtiger Modulator im Hormonhaushalt und fungiert auch hier wieder als Antioxidans, weil im Zuge der Hormonsynthese besonders viele freie Radikale anfallen.

Weil oxidativer Stress und Säureüberschuss in Verbindung mit Sauerstoff- und Nährstoffmangel für sehr viele Krankheitsbilder die maßgeblichen Auslöser darstellen, ist eine Anhebung des Selenspiegels vor allem in schweren Fällen sinnvoll. In erster Linie gilt das für alle Formen von chronischen Entzündungen, Autoimmunerkrankungen und selbstverständlich Krebs. Auch die Nebenwirkungen einer klassischen schulmedizinischen Krebstherapie, deren Herangehensweise es ja ist, den Organismus mit Giften zu überfluten, werden durch Selen gemindert

Wie bereits erwähnt, ist die generelle Versorgung in Nord- und Mitteleuropa mit Selen so schlecht, dass man nicht auf Beschwerden warten sollte, um für eine geregelte Zufuhr zu sorgen. Selenhaltige Pflanzen, die verstärkt aufgenommen werden sollten, sind alle Getreidearten, wenn möglich in gekeimter Form, Knoblauch, Spargel, Sesam, Hülsenfrüchte sowie Kokosnuss und allen voran die Paranuss. Der Paranussbaum hat eine alle anderen Pflanzen überragende Fähigkeit, Selen aus dem Boden aufzunehmen, wodurch schon zwei bis drei Nüsse täglich oder eine Hand voll pro Woche den Blutspiegel wirkungsvoll anheben. Besorgen Sie sich welche in Bioqualität und machen Sie es sich zur Gewohnheit, von Zeit zu Zeit zuzugreifen. In den gängigen Obst- und Gemüsepflanzen ist Selen überhaupt nicht enthalten.

Wenn eine vorübergehende Supplementierung notwendig ist, sollte diese am besten in Form von Natriumselenit erfolgen anstatt als Selenmethionin. Und auch wenn Selen in Bezug auf seine antioxidativen Eigenschaften sehr gut mit den Vitaminen C und E zusammenarbeitet, sollten Selen und Vitamin C niemals innerhalb einer Kapsel genommen werden, weil sie dann schon vorab so miteinander reagieren, dass sie wirkungslos sind. Auch in getrennten Kapseln ist es besser, einen gewissen zeitlichen Abstand bei der Einnahme einzuhalten, also etwa so, dass die eine Kapsel vor dem Essen und die andere erst danach geschluckt wird.

Nachdem Sie nun schon mehr als die Hälfte des Buches gelesen haben, brauche ich eigentlich nicht zu erwähnen, dass mit Präparaten allein das Problem nicht beseitigt ist. Weil Sie aber vielleicht nur querlesen und das nachschlagen, was Sie besonders interessiert, schreibe ich es trotzdem immer wieder: Es gilt, den Säure-Basen-Haushalt zu regulieren und sich für einen gesunden Lebenswandel zu entscheiden, dann ist der Bedarf an Selen auch bei weitem nicht so hoch. Die einmal vorhandene Notwendigkeit einer Supplementierung muss nicht dauerhaft gegeben sein und sollte immer wieder nachgetestet werden. Eine Vergiftung ist grundsätzlich möglich, aber sehr selten, allein über die Ernährung werden Sie es nicht schaffen, sich eine einzuhandeln. Erstes Anzeichen für einen zu hohen Blutspiegel ist knoblauchartiger Mundgeruch.

Noch einmal das Wichtigste in aller Kürze:

Selen

- ist ein immens wichtiger Radikalfänger und lindert die meisten Zivilisationskrankheiten,
- aktiviert das Schilddrüsenhormon,
- ist in gängigen Obst- und Gemüsesorten nicht enthalten, kann aber sehr gut über Paranüsse zugeführt werden.

Fluor

Wenn man von Fluor spricht, ist eigentlich Fluorid gemeint, weil dieses Element – ebenso wie Phosphor – so reaktionsfreudig ist, dass es nur in Verbindungen vorkommt. Und Fluorid ist ein wichtiger Stoff für unseren Organismus – so heißt es. Es stärkt angeblich vor allem unsere Knochen und Zähne und wird deswegen gerne in der Zahnarztpraxis verwendet. Außerdem wird es dem Speisesalz und so manchem Mineralwasser zugesetzt. Früher wurde in vielen Ländern sogar das Leitungswasser fluoriert, und in den Schulen wurden Fluortabletten zur Kariesprophylaxe verteilt.

Auf der anderen Seite hört man aus alternativen Quellen immer wieder die Rufe, dass Fluoride eigentlich giftig sind, und tatsächlich ist es ja oft so, dass irgendetwas faul ist, wenn man es gar so gut mit uns meint. Leider trifft das auch in diesem Fall zu. Zwar kommen Fluoride in der Natur vor, aber das, was man in diversen Pflanzen und genauso in unseren Knochen und Zähnen natürlicherweise finden kann, ist das Kalziumfluorid. Es handelt sich dabei um eine sehr stabile, nicht lösliche Verbindung. Was beim Zahnarzt zum Einsatz kommt und unsere Zahncreme genauso „aufwertet" wie unser Salz, ist das leicht lösliche Natriumfluorid. Dieser Stoff wirkt sich in unserem Körper so aus, dass er Kalzium aus Zähnen und Knochen herauslöst, weil das Fluor bestrebt ist, in seinen natürlichen Zustand zurückzukehren und sich wieder mit Kalzium zu verbinden. Gelangt das Natriumfluorid in den Magen, entsteht in Verbindung mit der Magensäure Fluorwasserstoffsäure, die aggressivste Säure, die man in der Chemie kennt. Sie ist in der Lage, Silizium aufzulösen – ein Element, das wir ebenfalls in Knochen und Zähnen brauchen, aber auch überall, wo Piezo-Elektrizität im Körper eine Rolle spielt. Das ist dort der Fall, wo Druck beziehungsweise mechanische Energie in elektrische Impulse umgewandelt wird – zum Beispiel in der Haut, im Ohr, aber auch im Herzen.

Natriumfluorid schwächt Herz, Knochen und Zähne

Das heißt mit anderen Worten, dass Natriumfluorid unser Herz schwächt und es unbedingt gemieden werden sollte. Außerdem schädigt es Knochen und Zähne, macht also genau das Gegenteil von dem, was man uns sagt. Ist das nicht reizend? Weil es so besonders effektiv ist, wird es auch als Rattengift und als Pestizid eingesetzt. In der Praxis bedeutet das, dass man sich sehr sorgfältig eine Zahnpasta ohne Fluorzusatz aussuchen sollte, was nicht ganz einfach ist, jedenfalls aber wesentlich leichter, als fluoriertes Speisesalz zu meiden, weil es nämlich fast überall schon drin ist – zum Beispiel im Brot oder in den Nudeln und natürlich wieder in sämtlichen Fertiggerichten und in allem, was Sie im Restaurant bestellen. Wie beim Natrium bereits erwähnt, lohnt es sich, ein wertvolles naturbelassenes Speisesalz zu besorgen und sich so viele Mahlzeiten als möglich selbst zu Hause zuzubereiten. Die nächste Herausforderung wartet dann beim Zahnarzt auf Sie. Der wird nämlich gar nicht begeistert sein, wenn Sie es ablehnen, dass er Ihre Zähne fluoriert – vor allem dann, wenn er ein Kassenmediziner ist. Wie es der Zufall nämlich will, wurden die Sätze der Krankenkassen für nahezu alle zahnärztlichen Leistungen in den letzten Jahren immer wieder gekürzt, nur die für Fluorierung wurden erhöht. Klingt irgendwie verdächtig, oder? Würden sich viele Patienten einer solchen Behandlung widersetzen, könnte das für den Praxisinhaber bisweilen durchaus existenzgefährdend werden.

Übrigens wird dieser Teil der Behandlung durchaus auch einfach durchgeführt, ohne angekündigt zu werden. Sie sollten im Vorhinein klarstellen, wenn Sie das nicht wollen.

Wenn man also bisweilen in herkömmlichen Quellen liest, dass Fluor an sich ein wichtiges Spurenelement sei, in hohen Dosen aber giftig, ist das schlichtweg gelogen. Natriumfluorid ist bereits in geringen Dosen toxisch, was sich zum Beispiel nach dem Zahnarztbesuch durch ein ungutes, nebliges Gefühl im Kopf zeigen kann. In schwereren Fällen kommt es zu nervalen Störungen, wie Kribbeln oder auch zu Erbrechen und Durchfall, wie bei den meisten anderen Intoxikationen. Ein langsamer Herzleistungsabfall könnte ein Anzeichen einer chronischen Belastung sein. Natürliches Kalziumfluorid, wie es zum Beispiel im grünen Tee vorkommt, ist dagegen auch in größeren Mengen ungiftig. Um Ihre Versorgung mit Fluor brauchen Sie sich keine Sorgen zu machen, weil keinerlei Mangelerscheinungen bekannt sind. Die bestmögliche Meidung von Zucker, ein ausgeglichener Säure-Basen-Haushalt sowie eine gute Grundversorgung mit basischen Mineralien wird Sie mit Sicherheit nachhaltig vor Karies schützen.

Das Wichtigste in aller Kürze:

- Fluor kommt nur in Verbindungen vor. Die natürliche Form ist Kalziumfluorid.
- In der Zahnpasta, beim Zahnarzt und im Speisesalz kommt Natriumfluorid zum Einsatz, das bereits in geringen Mengen hochgiftig ist.

Jod

Genauso kontrovers wie Fluor wird auch das Jod diskutiert. Gerade aus der alternativen Ecke kommen viele Stimmen, die aufgrund der Jodierung des Speisesalzes ein ähnliches gesundheitsschädliches Vorgehen wie im Zusammenhang mit dem Fluor vermuten und Jod für giftig halten. Tatsächlich stellt das Jod so ziemlich den einzig gesunden Stoff im Salz aus dem Supermarkt dar, das ansonsten nur reines Natriumchlorid, Natriumfluorid und diverse chemische Rieselhilfen enthält. Die Menge an Jod, die wir trotz unseres enormen Salzkonsums auf diese Art zu uns nehmen, bleibt jedoch so gering, dass die Schilddrüse zwar gerade keinen Kropf ausbildet, dennoch aber sehr schlecht versorgt wird. Wenig bekannt ist auch die Tatsache, dass es noch viele andere jodabhängige Organe in unserem Körper gibt. Das Element wird nämlich auch in allen anderen Drüsengeweben benötigt, wie zum Beispiel in der Nebenniere, der Bauchspeicheldrüse, den Hoden oder Eierstöcken, der Hirnanhangdrüse oder auch den Brustdrüsen der Frau. Weiters scheint es eine wichtige Rolle im Zusammenhang mit der Intelligenz zu spielen, da Menschen, die über längere Zeit ihre Jodspeicher bewusst aufgefüllt haben, berichten, dass sie sich nachher wesentlich klarer im Kopf fühlen sowie sich leichter konzentrieren und Dinge merken können. Studien zeigen, dass Frauen, die während der Schwangerschaft gut mit Jod versorgt sind, im Schnitt wesentlich intelligentere Kinder auf die Welt bringen als solche mit niedrigem Blutspiegel. Darauf, dass vermutlich eine Verbindung zur Regulation der Körpertemperatur besteht, weist die Tatsache hin, dass Schilddrüsenprobleme genauso mit Frieren oder Schwitzen einhergehen wie die Einnahme von jodhaltigen Substanzen.

Ein wichtiger Grund, warum das Jod einen zwielichtigen Ruf genießt, ist sicher der, dass es bereits bei der Einnahme kleinerer Dosen – selbst aus natürlichen Quellen – zu starken Nebenwirkungen kommen kann. Derartige Phänomene müssen nicht heißen, dass etwas tatsächlich schädlich ist. In vielen Fällen handelt es sich um eine sogenannte Erstverschlimmerung, die so häufig vorkommt, dass ich sie in einem eigenen Kapitel behandeln werde. Im Fall von Jod herrscht bei den meisten Menschen ein recht gravierender Mangel, und die entsprechenden Bindungsstellen in den Zellen sind durch Fluorid oder Bromid besetzt, beides hochgiftige Substanzen. Wie das Fluor in den Körper gelangt, haben wir bereits geklärt. Das Brom, das auch nur in Verbindungen auftaucht, ist ein Umweltgift, das über Insektizide oder bei der Müllverbrennung freigesetzt wird, aber auch in diversen Medikamenten mit Wirkung auf das Nervensystem enthalten ist. Wird nun Jod zugeführt, verdrängt es die Gifte von ihren Plätzen, die daraufhin ins Blut freigesetzt werden und sich auf unangenehme Weise bemerkbar machen. Außerdem kurbelt das Jod das Immunsystem stark an und es setzen überall dort Regulationsprozesse ein, wo sie eben vonnöten sind. Häufige Nebenwirkungen von Jodaufnahmen in höherer Dosierung sind ein beschleunigter Puls, ein unklares Gefühl im Kopf, Übelkeit und Hautausschläge, die bisweilen mit starker Rötung und erheblichem Juckreiz verbunden sind. In der Regel verschwinden sie jedoch innerhalb weniger Stunden wieder. Wird über längere Zeit regelmäßig Jod eingenommen und innerhalb des ersten halben Jahres, nachdem man damit begonnen hat, eine Kontrolle der Schilddrüsenwerte durchgeführt, zeigt sich oft ein erhöhter TSH-Wert. TSH ist die Abkürzung für schilddrüsenstimulierendes Hormon und im Normalfall gilt es als Indikator für eine Unterfunktion. Das führt manchmal zu der Annahme, dass Jod eine Schilddrüsenunterfunktion auslösen kann. Es scheint jedoch so zu sein, dass dieses Hormon nicht nur die Schilddrüse zu vermehrter Produktion anregt, sondern auch bei der Aufnahme von Jod in die Zellen behilflich ist und aus diesem Grund vermehrt freigesetzt wird. Jedenfalls zeigt sich, dass sich die TSH-Werte spätestens nach einem halben Jahr wieder normalisieren.

Auf YouTube finden sich einige recht interessante Videos mit Berichten von Leuten, die sich eigenverantwortlich einer Hochdosis-Jodtherapie unterzogen haben. Hiermit habe ich persönlich noch keine Erfahrungen sammeln können, die Berichte erscheinen mir aber sehr beeindruckend. Immer wieder stelle ich auch fest, dass Maßnahmen, auf die der Organismus in der Regel sehr schnell sehr heftig reagiert, in der Regel sehr heilsam sind. Nichtsdestotrotz muss es nicht derart unangenehm werden, wenn man den Körper angemessen vorbereitet, sich also langsam in die Entgiftung hinein steigert, sich nicht nur auf die Einnahme einer Substanz beschränkt, sondern vorübergehend auch andere unterstützende Stoffe zuführt, und Maßnahmen einleitet, die die Ausscheidung ankurbeln. Auch sollte der Lebenswandel insgesamt optimiert werden, sodass zusätzliche belastende Faktoren bestmöglich ausgeschlossen werden können. Bei der Hochdosis-Jodtherapie scheint es einen strengen Therapieplan zu geben, der neben Jod auch die Einnahme von natürlichem Salz, Selen, Magnesium, Vitamin C und Vitamin B umfasst. Es ist aus meiner Sicht davon abzuraten, Derartiges auf eigene Faust durchzuführen. Mittlerweile gibt es allerdings einige ausgewiesene Jod-Therapeuten, die sich allein auf das Heilen mit dieser Substanz spezialisiert haben.

Keinesfalls kann Jod giftig sein, sonst müssten Menschen, die in Meeresnähe leben, durchwegs schwer krank sein, da es dort in der Atemluft und im Wasser enthalten ist. Tatsächlich ist Meeresluft und Baden im Salzwasser bei vielen Krankheitsbildern extrem heilungsfördernd. In ihrem Buch „*Die Jod Krise*"[*] beschreibt die Autorin Lynne Farrow, dass jodreicher Seetang bereits vor 15.000 Jahren zu Heilzwecken eingesetzt wurde und in allen Heiltraditionen eine wichtige Rolle spielte. Es gab sogar bei uns das Sprichwort: „Wenn du nicht weißt, was und warum, verwende Jod und Kalium" – bis die wertvolle Substanz im letzten Jahrhundert urplötzlich in Verruf geriet. Angeblich aufgrund irgendwelcher Ergebnisse von wissenschaftlichen Studien, die ja bekanntlich nicht immer mit rechten Dingen zugehen müssen. Die Effekte, die man ihm zumindest früher zuschrieb und die es mit hoher Wahrscheinlichkeit immer noch hat, sind zahlreich. Es wirkt antioxidativ, immunstimulierend, stoffwechselregulierend und blutreinigend, verhindert überschießendes Zellwachstum, leitet Schwermetalle und Halogene aus, klärt den Geist, beruhigt und regt die Fettverbrennung an.

Als natürliche Quellen dienen allem voran Algen wie Kelp und Kombu, die Sie auch in Kapselform kaufen können, sowie Shitake Pilze, Champignons und Feldsalat.

Noch einmal das Wichtigste in Kürze:

Jod

- ist ein uraltes Heilmittel, es wirkt antioxidativ, immunstimulierend und entgiftend,
- wird zwar dem Speisesalz zugesetzt, die dadurch aufgenommenen Mengen reichen jedoch gerade, um keinen Kropf zu entwickeln und sind viel zu gering,
- wird in den Zellen oft durch Schwermetalle und Halogene ersetzt, sodass Gaben in höheren Dosen starke Nebenwirkungen haben, dennoch aber sehr gesund sind,
- kann vorübergehend den TSH-Wert erhöhen,
- kann sehr gut über Algen substituiert werden.

Vitamine

Die Vitamine sind keine einheitliche Nährstoffgruppe, sondern der Begriff umfasst organische Substanzen, die in der Nahrung enthalten sind, jedoch nicht den Fetten, Kohlenhydraten oder Eiweißen zugeordnet werden können. Definitionsgemäß werden sie für den Stoffwechsel benötigt, sodass es bei ungenügender Aufnahme zu Mangelerscheinungen kommen kann, weil der Organismus nicht in der Lage ist, sie selbst in ausreichender Menge herzustellen. Es werden fettlösliche von wasserlöslichen Vitaminen unterschieden. Die fettlöslichen sind die Vitamine A, D, E und K, wasserlöslich sind die B-Vitamine und das Vitamin C. Erstere benötigen die gleichzeitige Anwesenheit von hochwertigen Fetten und ausreichend Gallensäuren, um im Verdauungssystem aufgenommen werden zu können. Nach der Aufnahme können sie gut in der Leber gespeichert werden, was bei den wasserlöslichen Vertretern in der Regel nicht funktioniert.

Es ist diese Nährstoffgruppe, die einem als erstes in den Sinn kommt, wenn es um wertvolle Ernährung geht. Vitamine sind gesund, das weiß jedes Kind. Doch dass das so tief in unserem Bewusstsein ist, ist weder Zufall, noch die reine ungeschminkte Wahrheit.

Vitamine als Geschäftsmodell

Der Hype begann Anfang der Dreißigerjahre des letzten Jahrhunderts. Nach dem Börsencrash von 1929 ging es der Wirtschaft schlecht, so auch einer großen Schweizer Pharmafirma. Mindestens ein Viertel der Belegschaft musste entlassen werden, und man suchte händeringend nach einer Strategie, das Geschäft wieder anzukurbeln. Wie es der Zufall will, bietet ein Chemiker ein Verfahren zur Herstellung von künstlichem Vitamin C an. Zunächst ist man selbst nicht von dessen Nutzen überzeugt, doch man kommt auf die Idee, Ärzte in den Vertrieb einzubinden, die einen Mangel wittern und das Präparat vorsichtshalber verschreiben sollen. Dazu passend entwickelt die Firma einen Test, mit dem dieser Mangel angeblich im Urin nachgewiesen werden kann.

Bald schon erobert das neue Produkt die Welt. Die deutschen Soldaten gehören zu den Ersten, die im Überfluss damit versorgt werden. Der Pharmaindustrie ist damit ein Durchbruch gelungen, der bis dahin unvorstellbar schien und sich so bequem auf viele andere Themenbereiche übertragen ließ. Zum ersten Mal nehmen nicht nur Kranke, sondern auch Gesunde Medikamente ein, und zum ersten Mal wird den Menschen mit einem nicht nachvollziehbaren Test plausibel gemacht, dass ihnen etwas fehlt, obwohl sie sich eigentlich gut fühlen.

Doch nicht nur die Pharmaindustrie profitiert immens von der neuen Vitaminwelle, die im Endeffekt nichts anderes als eine geniale Geschäftsidee ist. Man beginnt damit, alle möglichen Lebensmittel mit Vitaminen zu versetzen, weil man sehr schnell merkt, dass das den Absatz steigert. Bis heute kaufen die Leute mit Begeisterung den größten Mist, nur weil die Verpackung mit der Angabe diverser Vitaminzusätze einen gesunden Inhalt suggeriert. Denken Sie zum Beispiel an die ganzen bunten Limonaden, an die Bonbons in gelb und orange, von denen man nie nur eines essen sollte, oder an diverse Frühstückszerealien, die mit gesundem Getreide so viel zu tun haben wie ein Nil- mit einem Rennpferd. Und – ist so viel Glück auf einmal überhaupt zu fassen – die genialen Substanzen sind nicht nur gesund, sie verlängern teilweise auch noch die Haltbarkeit der Lebensmittel oder fungieren als Farbstoffe.

Es könnte nichts Schöneres geben, als wenn Wirtschaftstreibende und Konsumenten von einer Idee gleichermaßen profitieren könnten, doch leider sind die Dinge auch in diesem Fall anders gelagert. Bis heute wurde nämlich die Nützlichkeit künstlich hergestellter Vitamine nicht nachgewiesen, sehr wohl jedoch die Schäden, die sie in vielen Fällen anrichten. So hat man zum Beispiel mit Menschen experimentiert, die unter der bekannten Vitamin C-Mangelkrankheit Skorbut litten, und festgestellt, dass sich durch die Verabreichung von synthetischer Ascorbinsäure – egal in welcher Dosierung – überhaupt keine Verbesserung erzielen ließ. Gleichzeitig trat schon bald nach dem Genuss von nur wenigen Orangen oder Paprika eine deutliche Linderung ein. Man konnte sogar feststellen warum, denn man fand heraus, dass das Vitamin C in den natürlichen Lebensmitteln immer mit einer zweiten Substanz vergesellschaftet auftritt, die man Vitamin C2 nannte. Ob es nicht gelang, auch dieses herzustellen, oder ob man es gar nicht versuchte, weil es in dem ganzen Prozess ja niemals wirklich um die Gesundheit von Hinz und Kunz ging, entzieht sich meiner Kenntnis. Jedenfalls geriet ganz offensichtlich das C2 wieder in Vergessenheit, oder haben Sie schon einmal etwas davon gehört? Selbst wenn, werden Sie nichts davon in irgendeinem Vitamin-Präparat finden. Und ganz im Vertrauen: Würde das künstliche Vitamin C eine Wirkung haben, bräuchten Sie gar keine Pillen, denn industriell gefertigte Nahrungsmittel, wie zum Beispiel die beliebte Extrawurst, enthalten so viel Ascorbinsäure als Konservierungsmittel, dass Derartiges als Quelle absolut ausreichen würde. Tut es aber nicht. Auch bei den anderen Vitaminen bringt es wenig bis gar nichts, zu Pillen oder Tropfen zu greifen, weil der Körper die natürliche Form der Substanz in Kombination mit den anderen Wirkstoffen aus gesunden Lebensmitteln ganz anders verwerten kann. Außerdem ist es nahezu unmöglich, festzustellen, ob überhaupt ein Bedarf besteht.

Der Vitaminbedarf ist individuell stark unterschiedlich und schwer zu erfassen

Wie viel man von all den Mikronährstoffen wirklich benötigt, ist schwer festzustellen. Die empfohlenen Tagesdosen sind Pi mal Daumen berechnet und aus meiner Sicht nicht wirklich seriös, da sie sich individuell gravierend unterscheiden, je nach vorhandenem Versorgungszustand, Verschlackungsgrad, insgesamter körperlicher Verfassung, Lebensumständen, Geschlecht, Größe und Körpergewicht. So ist es also kein Wunder, dass in Frankreich zum Beispiel für Vitamin C eine völlig andere Aufnahmeempfehlung gegeben wird als in Amerika. Offensichtlich hat man keine Ahnung, weil man es gar nicht wissen kann.

Ein Test, der einen Mangel aufdeckt, muss nicht bedeuten, dass dieser auch tatsächlich existiert, denn wie wir gehört haben, dienen diverse Nachweismethoden manchmal in erster Linie den Herstellern, die dann auch gleich das entsprechende Präparat zur Behebung des scheinbaren Problems anbieten. Blutspiegel sind sehr oft wenig aussagekräftig, weil sie – wie bei den Mineralien – keinerlei Information über den Füllungsgrad diverser Speicher liefern. Selbst wenn Symptome vorhanden sind, ist es gar nicht leicht zu eruieren, ob ein Zusammenhang zu einem Defizit besteht und wenn ja, zu welchem, da sich Vitamine untereinander genauso beeinflussen wie Vitamine und Mineralien. Viele gängige Beschwerden können theoretisch auf den Bedarf an mehreren Stoffen hinweisen. So kann zum Beispiel eine Blutarmut ebenso gut aus Mangel an Eisen wie an Vitamin B12 resultieren, und bei Krankheitserscheinungen wie chronischer Müdigkeit, Stimmungsschwankungen oder diffusen Schmerzen ist es nahezu unmöglich, die genaue Ursache auszumachen.

Was macht man in so einem Fall? Einfach auf Verdacht alles gleichzeitig zuführen? Manchmal wird tatsächlich so vorgegangen, wozu gibt es schließlich die praktischen Multivitamin-Präparate? Ich halte jedoch wenig von dieser Vorgehensweise, denn die allgemeine Haltung „lieber zu viel als zu wenig" muss nicht stimmen. Wer sagt uns, dass das richtig ist? Es ist bekannt, dass gerade die fettlöslichen Vitamine Vergiftungen auslösen können, weil sie nicht einfach ausgeschieden werden, wenn es im Organismus zu viele von ihnen gibt. Doch auch die wasserlöslichen, die den Körper leichter verlassen können, bleiben nicht wirkungslos.

Lieber zu viel als zu wenig. Stimmt das?

Vitamine sind starke Säuren, und Sie haben im Laufe des Buches bereits eine Idee davon bekommen, wie sich starke Säuren auswirken. Ganz abgesehen davon kommen Mangelsymptome bei weitem nicht immer davon, dass tatsächlich zu wenig von etwas zugeführt wird. Manchmal scheitert die Aufnahme im Verdauungstrakt, weil Gallensäuren und Enzyme fehlen, oft kann der Transport zum Bestimmungsort nicht stattfinden, weil das Gewebe verschlackt ist oder Transportmoleküle nicht verfügbar sind. Und dann gibt es natürlich noch den Fall, dass die bedürftige Zelle nicht in der Lage ist, etwas aufzunehmen, weil sie mit Giftstoffen überladen ist. In all diesen Fällen würde eine erhöhte Aufnahme eher schaden als nützen. Nicht zu unterschätzen ist auch der stimulierende Effekt, wenn der Körper mit Vitaminen versorgt wird, die er gar nicht benötigt oder nicht verwerten kann. Sehr schnell nach der Einnahme bemerkt man, dass man sich leistungsfähiger fühlt als gerade noch vor ein paar Minuten. Das stellt einen weiteren Grund dar, warum solche Präparate gerne geschluckt werden. Man glaubt, sofort die wohltuende Wirkung zu spüren, doch in Wahrheit

Mikronährstoffe

passiert das gleiche wie nach einer Tasse Kaffee: Das Immunsystem wird stimuliert, Stresshormone werden freigesetzt und der Körper wird gezwungen, Kräfte aus seinen eisernen Reserven zu aktivieren und seine Leistungsgrenze zu überschreiten.

Die Lösung, mit der Sie wesentlich weniger falsch machen können als mit dem Doping aus der Apotheke, werden Sie wahrscheinlich schon erraten. Meine erste Maßnahme bei jeder Art von Beschwerden ist eigentlich immer die Entgiftung, die unmittelbar die Aufnahmebereitschaft an sämtlichen Vitalstoffen erhöht und gleichzeitig deren Bedarf deutlich senkt. Und in Bezug auf die Aufnahme alles richtig zu machen, ist bei weitem nicht so schwer wie es scheint – ganz im Gegenteil. Gerade bei den Vitaminen gilt aus meiner Sicht noch mehr als bei den Mineralien, dass sie uns nur dann nützen, wenn sie aus natürlicher Quelle kommen. Dann gibt es auch keine Nebenwirkungen, Überdosierungen oder gar Vergiftungen. Man braucht sich auch überhaupt keine Gedanken zu machen, wie viel genau von einem Vitamin in einem Stück Obst oder Gemüse enthalten ist, weil auch das – abhängig von Reifegrad, Bodenbeschaffenheit, Wetterlage im ganzen Jahr, Erntezeitpunkt und Pestizidbehandlung – komplett unterschiedlich ist. Nach einer gewissen Umstellungszeit wird sich bei Ihnen ohnehin einstellen, worüber jedes Lebewesen natürlicherweise verfügt, solange es ihm nicht abgewöhnt wurde: Ein untrügliches Gefühl dafür, was der Körper braucht, das sich in Appetit auf bestimmte Nahrungsmittel äußert. Welches Tier schert sich denn um Ernährungstabellen und Bedarfswerte? Und welches Tier, das sich so ernähren kann, wie es will, leidet unter Übergewicht und Zivilisationskrankheiten? Ich nehme hier ganz explizit vom Menschen gehaltene Tiere aus, denn die leiden Großteils unter genau denselben Problemen wie ihre Besitzer. Wir können es uns einfach gar nicht mehr vorstellen, wie man sich fühlt, wenn man gut versorgt ist. Mein Glücksgefühl ist immer noch unbeschreiblich, wenn ich beim Gang durch den Garten genau spüre, dass ich schon den dritten Tag hintereinander unbedingt eine größere Portion Brennnesseln brauche, während ich am vierten Tag nicht einmal daran denke, mir davon zu pflücken. Und ich liebe das wunderbare Gefühl, nach meinen Essen gesättigt und befriedigt zu sein, während ich früher den ganzen Tag von undefinierbaren Gelüsten geleitet war. Doch schauen wir uns die einzelnen Vitamine mit all ihren Besonderheiten an.

Vitamin A

Dieses antioxidative Vitamin kommt in mehreren chemischen Erscheinungsformen vor, und diejenige, die in unserem Körper tatsächlich aktiv wirkt, ist das Retinol. In pflanzlicher Nahrung, die entweder grün, gelb, orange oder rot gefärbt ist, sind dagegen Carotine enthalten, die als Provitamine fungieren. Nach der Aufnahme kann sie der Organismus in Retinol umwandeln, wobei aus dem bedeutsamsten Carotin – dem Betacarotin – sogar jeweils zwei Moleküle Retinol entstehen können. In Nahrungsmitteln tierischer Herkunft ist bereits die aktive Form enthalten. Hier wurde uns die Umwandlung aus der pflanzlichen Vorstufe also abgenommen, was die Wertigkeit für unseren Körper jedoch in keinster Weise erhöht. Der Unterschied zwischen den beiden Substanzen kommt nur dann zum Tragen, wenn es um die Gefahr einer Überdosierung geht. Während die Aufnahme von Carotinen völlig unbegrenzt möglich ist, kann es bei einem Zuviel an Retinol durchaus zu einer Vergiftung kommen. In der Tiermedizin kommt das gelegentlich bei Katzen vor, und zwar dann, wenn größere Mengen an Leber verfüttert werden, weil dieses Organ der Speicherort für fettlösliche Vitamine ist. Interessant ist an dieser Stelle vielleicht auch, dass die Katze das einzige unserer Haustiere ist, das nicht zur Umwandlung von Carotinen in Retinol in der Lage ist. Diese funktioniert hingegen umso besser, je größer der Anteil an pflanzlicher Nahrung eines Tieres ist. Besonders viel Retinol ist demzufolge in der Rinderleber gespeichert, von deren Verzehr vor allem Schwangeren abgeraten wird, weil höhere Dosen von Vitamin A besonders im Frühstadium das Ungeborene gefährden können. Den Genuss von Leber würde ich generell als höchst ungesund einstufen. Schon das tierische Protein an sich ist belastend, und niemals würde ich das wichtigste Entgiftungsorgan verspeisen, in dem natürlich nicht nur Vitamine angereichert werden, sondern auch unzählige Toxine und Medikamentenrückstände. Wie bereits erwähnt werden in der Lebensmittelherstellung sehr gerne antioxidativ wirksame Vitamine zugesetzt, weil das die Haltbarkeit verlängert und die Kaufbereitschaft erhöht. Im Fall des Vitamin A ist das jedoch gesetzlich verboten, was einen eindeutigen Hinweis darauf liefert, dass mit dieser Substanz – beziehungsweise einem Überschuss davon – nicht zu spaßen ist. Wenn ein Embryo davon getötet werden kann, ist es vermutlich auch für einen Erwachsenen nicht wirklich gesund. Man sollte auch wissen, dass das Verbot der Zusetzung nicht für Futtermittel gilt. Was unsere Nutztiere fressen, wurde also schon mit Vitamin A haltbar gemacht und der fleischverzehrende Konsument nimmt es auf diesem Umweg doch auf. Die Speicherung findet zwar nur in der Leber statt, dennoch zirkuliert es im gesamten Körper, vor allem dann, wenn die Depots übervoll sind. Man muss also nicht unbedingt gerne Leber essen, um regelmäßig höhere Dosen davon aufzunehmen. Ein weiteres Argument, um darüber nachzudenken, auf Fleisch zu verzichten und den eigenen Bedarf über die Carotine zu decken. Von der Einnahme eines Präparates würde ich gänzlich abraten.

Wozu brauchen wir Vitamin A?

Vitamin A wird auch Epithelschutz- oder Augenvitamin genannt, weil es zu seinen Aufgabenbereichen gehört, im Auge die Lichtimpulse in elektrische umzuwandeln und auf die Nerven zu übertragen. Außerdem leistet es einen wichtigen Beitrag dazu, Haut und Schleimhäute gesund zu erhalten, indem es nicht nur für die Intaktheit der Oberfläche, sondern auch für die Befeuchtung sorgt. Der selten vorkommende Mangel zeigt sich deshalb in Schleimhautproblemen und extrem schuppiger Haut. Ebenso haben Betroffene Sehstörungen und Schwierigkeiten, bei Dunkelheit zu sehen. Bei Kindern können Probleme mit dem Knochenwachstum auftreten, da eine Wechselwirkung mit dem Vitamin D und somit mit dem Kalziumhaushalt besteht. Ein Überschuss hat ganz ähnliche Wirkungen wie ein Mangel, so zeigen die durch Leberfütterung vergifteten Katzen durchsichtige Knochen auf dem Röntgenbild. Ähnliches gilt im Bereich der Fruchtbarkeit – hohe Dosen gefährden die Schwangerschaft und ein Defizit macht die Fortpflanzung überhaupt unmöglich, da das Retinol für die Produktion von Östrogen und Testosteron benötigt wird.

Eine optimale Vitamin A-Versorgung ist in der Regel völlig unproblematisch, da nahezu jedes Obst und Gemüse ausreichend Provitamine liefert. Selbst das Getreide enthält die wertvollen Vorstufen in den Keimlingen. Nur wenn über längere Zeit Antibiotika, entwässernde Medikamente, Abführmittel und Säureblocker eingenommen werden, könnte es zu einem Defizit kommen, weil dadurch die Umwandlung in Retinol herabgesetzt wird. Wer solche Präparate schlucken muss, hat ohnehin bereits einen deutlichen Hinweis darauf erhalten, dass er sich gesünder ernähren sollte. Ein potentieller Vitamin A-Mangel ist dann nicht das dringlichste Problem, beziehungsweise bringt eine Substituierung sicher nicht die Lösung. Auch Nitrit und Nitrate in gepökelten Fleischwaren hemmen die Aktivierung der Carotine, sind aber auch aus anderen Gründen lieber zu meiden. Völlig unbegründet erscheint mir dagegen die Warnung vor nitratspeichernden Pflanzen, wie diversen Salaten, Rettich und manchen Kohlsorten. Die positiven Wirkungen überlagern hier bei weitem die negativen, vor allem dann, wenn sie in Bio-Qualität genossen werden. Ich versichere Ihnen, dass die Gefahr, durch den übermäßigen Genuss von Gemüse ernsthaften Schaden zu nehmen, denkbar gering ist. Derartige Hinweise dienen der üblichen Panikmache beziehungsweise diversen Geschäftsinteressen.

Wie bei vielen anderen Mikronährstoffen gilt übrigens auch bei Vitamin A: Die Bestimmung des Blutspiegels ist nicht aussagekräftig. Aus den Depots in der Leber wird jeweils nur der momentane Bedarf freigesetzt, und wie gut die Speicher gefüllt sind, ist im Blut nicht ablesbar.

Das Wichtigste in Kürze:

- Vitamin A wirkt antioxidativ, unterstützt das Sehen, die Fruchtbarkeit und die Gesundheit von Haut und Schleimhäuten.
- Die Versorgung ist in der Regel unproblematisch und besonders über die pflanzliche Vorstufe in Form von Carotinen zu empfehlen.
- Eine Vergiftung ist rein theoretisch möglich, vor allem Schwangere sollten keine Rinderleber essen.
- Die Bestimmung des Blutspiegels ist nicht aussagekräftig.

Vitamin D

Dieses Vitamin ist besonders interessant. Derzeit erlebt es einen absoluten Hype und wird gleichzeitig sehr kontrovers diskutiert. Eigentlich ist es gar kein Vitamin, sondern eine Hormonvorstufe. Der Stoffwechsel ist ein wenig kompliziert, das Verständnis davon jedoch sehr hilfreich. Die aktive Form, die der Körper so notwendig braucht, ist das Calcitriol. Es kann in Körperzellen eindringen und dort die Synthese von bestimmten Eiweißen veranlassen. So bewirkt es zum Beispiel die Bildung eines kalziumbindenden Proteins und ist maßgeblich an der Regulation des Kalziumspiegels beteiligt. Über das Kalzium beeinflusst das Calcitriol, das nicht umsonst das Mineral im Namen mit sich trägt, die Aktivität von Muskeln und Nervenzellen, den Blutdruck, das Immunsystem und den Zustand von Knochen und Zähnen – mit anderen Worten eigentlich fast alles. Aktives Vitamin D kann nicht direkt über die Nahrung aufgenommen werden, sondern lediglich seine Vorstufen. Es gibt zwei verschiedene davon, je nachdem ob es sich um eine tierische oder eine pflanzliche Nahrungsquelle handelt. Pflanzen enthalten das sogenannte Vitamin D2, wohingegen vor allem in fetten Fischen, der Leber von anderen Tieren oder in Eiern das D3 enthalten ist. Letzteres kann jedoch auch vom Körper selbst aus Cholesterin gebildet werden – und zwar in der Haut, sofern diese von UVB-Licht bestrahlt wird. Vitamin D3 kann wesentlich besser verwertet werden als das D2, doch egal, ob es aus der eigenen Haut oder aus einer Mahlzeit stammt, es ist in beiden Fällen noch unwirksam. In der Leber wird das D3 nun in das sogenannte Calcidiol umgewandelt, und in der Niere entsteht schließlich durch eine weitere Umwandlung endlich das Calcitriol. Dieser letzte Aktivierungsschritt wird durch das Parathormon reguliert, das Sie im Zusammenhang mit dem

Kalzium bereits kennengelernt haben und das immer dann von der Nebenschilddrüse ausgeschüttet wird, wenn der Kalziumspiegel sinkt, um diesen wieder zu erhöhen. Das passiert durch eine verstärkte Resorption des Minerals im Darm sowie einer Freisetzung aus den Knochen. Und genau diese Reaktionen werden durch das Calcitriol unterstützt, wenn es – angeregt durch das Nebenschilddrüsenhormon – verstärkt in der Niere aktiviert wird.

Parathormon fördert die Umwandlung von Calcitriol, Calcitriol unterstützt das Parathormon in seinen Aufgaben

Selbstverständlich stellt das Vorhandensein von ausreichend Vitamin D3 die Grundvoraussetzung hierfür dar, die jedoch leider oft nicht gegeben ist. Derzeit verbreitet sich über alle Kanäle die Information, dass in unseren Breiten vor allem im Winter ein eklatanter Mangel daran herrsche und unzählige Krankheiten durch die Verabreichung geheilt beziehungsweise verhindert werden können. Vor allem in der Behandlung von Allergien, Depressionen, Autoimmunerkrankungen, Migräne und diffusen Schmerzen gibt es angeblich beeindruckende Behandlungserfolge. Außerdem soll die generelle Krankheitsanfälligkeit eklatant dadurch gesenkt werden können.

Damit die Bildung der Vorstufe in der Haut möglich ist, benötigt es einen Einstrahlungswinkel des Sonnenlichts auf die Erdoberfläche von mindestens 45 Grad. Das ist bei uns selbst im Sommer nicht den ganzen Tag der Fall und in den Monaten Oktober bis März überhaupt nie. Übrigens gibt es einen einfachen Trick, selbst zu überprüfen, ob der Sonnenwinkel passt: Das ist nämlich immer dann der Fall, wenn der eigene Schatten kürzer ist, als man selbst groß ist. Seit jeher leben wir also in einem Vitamin D-Mangelgebiet, und diejenigen Experten, die deswegen eine Substituierung dringend empfehlen, erklären, dass eine Speicherung zwar möglich ist, sich die Depots aber mit jedem Monat, in dem keine Neubildung erfolgt, um bis zu dreißig Prozent reduzieren. Demzufolge wäre also spätestens im Januar ein schwerer Mangel vorhanden, womöglich aber auch schon lange vorher. Zum Beispiel, weil der normal arbeitende Bürger kaum dazu kommt, im Sommer seine Vorräte ordentlich aufzufüllen, wozu er sich regelmäßig so unbekleidet wie möglich – und am besten in den Mittagsstunden – in der Sonne aufhalten müsste. Ein anderer Grund, warum die Vitamin D-Bildung oft sogar im Sommer unterbleibt, ist die Verwendung von Sonnenschutzmitteln – ein weiteres Thema, das durch die gezielte Manipulation der Medien von der Öffentlichkeit falsch wahrgenommen wird.

Vorsicht vor Sonnenschutzmitteln!

Die Mittel sollen Hautkrebs verhindern und verursachen gleichzeitig einen Vitamin D-Mangel, der die Erkrankungswahrscheinlichkeit für sämtliche Krebsformen eklatant erhöht. Darüber hinaus ist sogar fraglich, ob eine Schutzwirkung für die Haut überhaupt gegeben oder womöglich sogar das Gegenteil der Fall ist. Während die UVB-Strahlung nur die oberen Hautschichten erreicht und neben der Vitamin D3-Bildung auch Sonnenbrand auslöst, dringt das UVA-Licht unbemerkt in die Tiefe und richtet dort schwere Schäden an. Die Cremes filtern hauptsächlich die UVB-Strahlung heraus und der eingecremte Mensch merkt nicht mehr, wann er besser aus der Sonne gehen sollte. Der Sonnenbrand bleibt aus und man setzt sich womöglich stundenlang dem viel gefährlicheren und krebserregenden UVA-Licht aus. Darüber hinaus werden, wie bei allen anderen herkömmlichen Kosmetika auch, eine Reihe kanzerogener Stoffe über die Haut aufgenommen. Es ist schon reizend, auf welch unterschiedliche Arten man uns zum Narren hält, weswegen es sich aus meiner Sicht absolut empfiehlt, allgemein verbreitete Empfehlungen genauestens zu hinterfragen und im Zweifel vorsichtshalber das Gegenteil zu tun. Besonders tragisch finde ich im Zusammenhang mit den Sonnencremes nämlich die Tatsache, dass es wahrscheinlich schon den einen oder anderen Erwachsenen gibt, der auf das Eincremen verzichtet, bevor er sich sonnt. Oft auch gar nicht deswegen, weil er gut informiert ist, sondern schlicht aus Bequemlichkeit. Ganz, ganz selten begegnet mir jedoch eine Mutter, die nicht wie verrückt ihre Kinder einschmiert. Man weiß doch, dass die Wahrscheinlichkeit, einen Hautkrebs zu entwickeln, um ein Vielfaches steigt, wenn man schon in ganz jungen Jahren einen Sonnenbrand bekommt. Bitte verstehen Sie mich nicht falsch, ich rate Ihnen nicht dazu, Ihre Kinder schonungslos verbrennen zu lassen, sondern sie langsam und in ansteigenden Dosen entsprechend ihres Hauttyps an die Sonne zu gewöhnen. Sie verbrennen dann nicht so leicht und sind durch einen gut gefüllten Vitamin D-Speicher vor ganz vielen Krankheiten geschützt.

Die Vorstufen, die mit der Nahrung aufgenommen werden, können den Bedarf übrigens bei weitem nicht decken. Das D2 ist deutlich weniger gut verwertbar, und die Nahrungsmittel tierischer Herkunft sind in der Regel auch wenig gehaltvoll, weil die Nutztiere auch nur dann D3 liefern können, wenn sie an der Sonne waren. Es scheint also so zu sein, dass die gravierenden Folgen eines schweren Mangels nur durch die Einnahme eines Präparates abzuwenden sind. Geraten werden bis zu 50.000 internationale Einheiten pro Tag, was eine wirklich hohe rezeptpflichtige Dosierung darstellt. Etliche Mittel enthalten lediglich zwischen 1.000 und 5.000 Einheiten, werden von diversen Experten allerdings als völlig wirkungslos eingestuft. Ich selbst weiß von einer Tierarztkollegin, die ich als höchst kompetent einstufe, dass sie im Winter zwei Wochen lang jeweils 60.000 Einheiten pro Tag zu sich nimmt, dann wieder zwei Wochen pausiert und anschließend die Einnahme fortsetzt. So wechselt sie bis in den Frühling hinein beständig ab.

Ist die Einnahme von Vitamin D3 wirklich so segensreich?

Doch es gibt auch erfahrene Spezialisten, die eine völlig andere Meinung vertreten. Im öffentlich-rechtlichen Fernsehen, das für gewöhnlich sicher nicht meine bevorzugte Informationsquelle darstellt, habe ich erst kürzlich einen Beitrag gesehen, in dem erklärt wurde, dass die Einnahme künstlicher Vitamin-Präparate völlig wirkungslos und reine Geschäftemacherei der Pharmaindustrie sei. Auch auf das Vitamin D wurde explizit eingegangen und dargestellt, dass es tatsächlich nur ganz wenige Fälle eines echten Mangels gäbe. Im Zuge meiner gründlichen Recherche bin ich dazu passend auf ein Video gestoßen, das ebenfalls recht fundiert darstellte, dass Derartiges eine bewusst lanzierte Gegenreaktion auf den derzeit herrschenden Hype sei, der für die Pharmaindustrie höchst bedrohlich ist. Im Vergleich zu den Unsummen, die zum Beispiel durch Krebsmedikamente eingespielt werden, ist der Gewinn durch die günstigen Vitaminpräparate so gering, dass man nicht riskieren könnte, dadurch Patienten zu verlieren, die nach der Einnahme womöglich keinen Krebs mehr entwickeln. Also stellt man sich lieber selbst als geschäftsgierig dar, denn gerade diejenigen, die sich

Gedanken um die eigene Gesundheit machen und geneigt sind, Geld auszugeben, um ihren Körper zu unterstützen, sind die gleichen, die die Pharmaindustrie kritisch sehen und einen solchen Köder gerne schlucken. Gut möglich also, dass bei diesen Menschen der Kauf ihres nächsten Vitamin D-Präparates ausbleibt. Auf jeden Fall halte ich eine solche Vorgehensweise für nachvollziehbar, und trotzdem bin ich immer noch ein wenig skeptisch, was das Thema betrifft. Denn schließlich – Mangelgebiet hin oder her – wären dann nicht alle Skandinavier längst tot oder zumindest depressiv? Sind sie das womöglich sogar, und wir wissen es nur nicht? Oder nehmen sie schon alle ihre täglichen Vitamin D-Einheiten? Tatsächlich habe ich dann bei Andreas Moritz etwas sehr Interessantes gefunden. Leider ist er schon verstorben, ich schätze ihn aber sehr, seitdem ich sein Buch über die Leber- und Gallenblasenreinigung gelesen und das Verfahren auch ausgiebig angewandt habe. Moritz beschreibt, dass wenn man stillenden Müttern hohe Dosen Vitamin D verabreicht, der Gehalt in der Muttermilch dennoch unverändert bleibt. Der Organismus verhindert also eine Weitergabe an den Säugling und das vermutlich mit gutem Grund. Kann für den Erwachsenen etwas wirklich gesund sein, wovor die Natur einen Säugling schützt?

 Das heißt nun nicht, dass ich die Erfahrungen unzähliger Kollegen und Komplementärmediziner in Abrede stellen möchte, ich versuche nur, die Situation von allen Seiten zu beleuchten. Im Endeffekt darf man also wieder in sich hineinfühlen, von welcher Herangehensweise man angezogen wird und es im Zweifel einfach ausprobieren. Parallel dazu schadet ein bisschen Hintergrundwissen nie und dient als Entscheidungsgrundlage. Ganz persönlich habe ich mich noch nicht zur Einnahme eines Präparates hingezogen gefühlt und es geht mir sehr gut damit. Generell gilt, wie bei allen anderen Vitaminen auch, dass der Bedarf umso höher ist, je ungesünder insgesamt die Lebensweise. Und natürlich halte ich mich das ganze Jahr über sehr viel im Freien auf und verwende seit mehr als zwanzig Jahren keine Sonnenschutzcremes mehr. Was Bedarfszahlen anbelangt, bin ich ohnehin immer skeptisch und gerade beim Vitamin D halte ich sie für besonders spekulativ, weil sowohl der Bedarf als auch die Bildung individuell sehr stark variieren. So wird in der Haut eines hellhäutigen Menschen sehr viel mehr gebildet als bei einem dunkelhäutigen. Auch hier stellt sich wieder die Frage: Würde die Natur die Bildungskapazität einschränken, wenn ein Mensch schon das unglaubliche Glück hat, in einer strahlungsintensiven Umgebung zu leben, wenn eine Substanz so segensreich ist? Ich kann nur sagen, dass es mir schlicht unheimlich ist, so hohe Dosen eines Präparates zu mir zu nehmen – von einer Substanz, die uns die Natur in keiner anderen Form zur Verfügung stellt. Ich glaube viel eher an menschliche Irrtümer als an Versäumnisse des Lebens. Schließlich kann ich nachvollziehen, was in meinem Körper nach der Einnahme passiert.

Was passiert im Körper bei der Einnahme von Vitamin D?

Lassen Sie es uns kurz gemeinsam nachvollziehen. Das Vitamin D will den Kalziumspiegel anheben, indem es zunächst einmal die Resorption des Minerals im Darm steigert. Wenn ausreichend Kalzium aufgenommen wird, kann es anschließend zum Beispiel in die Knochen eingebaut werden. Doch enthält die Nahrung rund um die Vitamin D-Einnahme zu wenig davon, erfolgt eine Entspeicherung der Knochen. Wie immer ist es so, dass ein Überschuss von etwas genau die gleiche Wirkung haben kann wie ein Defizit. Sie können sich also durch die Substitution genau die Osteoporose einhandeln, die Sie damit eigentlich verhindern wollten. Es gibt heute vielleicht noch niemanden, der seit zehn oder fünfzehn Jahren diese hohen Dosen einnimmt, weswegen man noch sehr wenig über Langzeitauswirkungen weiß. Eine kurzfristige, womöglich nur scheinbare Verbesserung lässt sich mit nahezu jeder Einnahme ganz leicht bewirken.

Doch schauen wir einen Schritt weiter. Im Kapitel über Kalzium und Magnesium haben Sie erfahren, dass die beiden eng zusammenarbeiten. Das Magnesium ist dafür verantwortlich, das Kalzium aus den Zellen des Weichteilgewebes draußen zu halten, weil es sonst zu diversen Verkrampfungen oder auch zu Blutdruckerhöhungen kommt. Im Übrigen wird das Magnesium auch für die Bildung von Transportmolekülen für das Vitamin D benötigt. Was also, wenn nach der Vitamin D-Gabe das Verhältnis zwischen Kalzium und Magnesium nicht optimal ist? An dieser Stelle muss natürlich erwähnt werden, dass Ihnen jeder Experte sagen wird, dass Sie niemals Vitamin D einnehmen sollten, ohne auch Magnesium zu substituieren, doch selbstverständlich ist die richtige Dosierung wichtig, die man aber nur abschätzen kann. Neben dem Magnesium benötigen Sie auch noch eine weitere Substanz, nämlich das Vitamin K2. Es zeigt dem Kalzium, wo es hingehen soll, oder anders ausgedrückt: Ohne Vitamin K2 lässt sich das Mineral gerne an ungünstigen Stellen nieder, sodass es zum Beispiel zu Gewebeverkalkungen kommen kann.

Ein absolut zu generalisierender Ratschlag ist der: Während einer Schwangerschaft sollten Sie keinesfalls Vitamin D einnehmen, weil es sonst zu Nierenverkalkungen und geistiger Behinderung beim Kind kommen kann. Und hier stellt sich schon wieder die Frage: Kann es dann in derart hohen Dosen für Erwachsene gut sein? Ich bleibe vorsichtig.

In jedem Fall sollten Sie sich umfassend informieren, so oft als möglich in die Sonne gehen – so lange, wie Sie es gut vertragen, ohne sich einzucremen. Für den Fall, dass Sie sich zu einer Einnahme hingezogen fühlen, nehmen Sie niemals höhere Dosen ein, ohne gleichzeitig auch Vitamin K2 und Magnesium zuzuführen, und testen Sie womöglich die Substanzen in der jeweiligen geplanten Dosierung einzeln und gemeinsam an Ihrem Körper aus – zum Beispiel kinesiologisch. Wie immer rate ich Ihnen auch an dieser Stelle zu einer insgesamt gesunden Lebensweise, um den generellen Vitamin- und Mineralstoffbedarf niedrig zu halten.

Das Wichtigste in Kürze:

- Vitamin D wird in den Sommermonaten unter UVB-Bestrahlung in der Haut gebildet.
- Sonnenschutzmittel verhindern die Bildung und erhöhen so immens die Wahrscheinlichkeit für viele Krankheiten.
- Manche Experten empfehlen in den Wintermonaten eine hochdosierte Einnahme bis zu 50.000 IE pro Tag, begleitet von Magnesium und Vitamin K2.
- Es gibt jedoch auch gute Argumente, die gegen die hochdosierte Einnahme sprechen. Eine Substituierung sollte wie immer sehr sorgfältig abgewogen werden, keinesfalls jedoch in der Schwangerschaft erfolgen.

Vitamin E

Der medizinische Name für das Vitamin E ist Tocopherol, der ins Deutsche übersetzt so viel bedeutet wie „Geburtsträger". Es gibt also – genauso wie beim Vitamin A – einen Bezug zur Fruchtbarkeit. Von den verschiedenen Formen ist vermutlich das Alpha-Tocopherol das aktivste. Es handelt sich um eine stark antioxidative Substanz, die gemeinsam mit der Glutathionperoxidase, die Sie schon im Zusammenhang mit dem Selen kennengelernt haben, die Zellen vor oxidativen Schäden schützt. Vitamin E ist generell ein extremer Teamplayer. Es unterstützt nicht nur das Selen, sondern auch das Vitamin A in seiner Wirkung, indem es die Umwandlung von Carotinen fördert, und es ist auch selbst vom Vorhandensein anderer Stoffe abhängig. So wird es zum Beispiel vom Vitamin C regeneriert, nachdem es freie Radikale unschädlich gemacht hat, und durch das Coenzym Q10 ganz hervorragend ergänzt. Letzteres ist übrigens eine Substanz, von der man nicht genau weiß, wo man sie einordnen soll. Oft wird sie auch als Vitamin bezeichnet. Sie scheint unter anderem herzstärkende und immunstimulierende Wirkung zu haben und wird vor allem über Vierzigjährigen zur Einnahme empfohlen. Sie kann jedoch auch vom Körper selbst hergestellt werden, und es ist sicher sinnvoller, den Körper durch eine gesunde Lebensweise in seinen eigenen Synthesefähigkeiten zu stärken und den Bedarf zu senken. Für Vitamin E gilt in besonderem Maße, dass eine Einnahme durch Präparate wirkungslos bleibt und entsprechend einiger Studien auch schädlich sein kann. Immer wieder ist es in Verruf geraten, weil man beobachtet hat, dass es bei diversen Krankheiten nach einer Verabreichung sogar zu einer Erhöhung der Sterblichkeitsrate gekommen ist. In Wahrheit ist das Vitamin ein echter Tausendsassa, kann seine wunderbare Wirkung aber eben nur gemeinsam mit den Partnern entfalten, mit denen es in natürlichen Lebensmitteln vergesellschaftet aufgenommen wird. So erhöht es den Kollagengehalt in der Haut und schenkt dadurch ein jüngeres und frischeres Aussehen. Auch äußerlich wird es gerne angewandt, zum Beispiel zur Narbenpflege. Frühzeitig aufgetragen kann es unschöne Wundmale gänzlich zum Verschwinden bringen. Darüber hinaus schützt es die Myelinscheiden der Nervenzellen, die Gefäße und die Zellmembranen und verbessert die Fruchtbarkeit. Ein Teil des vielseitigen Effekts erklärt sich dadurch, dass Tocopherol ungesättigte Fettsäuren stabilisiert und deren Abbau verhindert. Schon im Verdauungstrakt schützt es die aufgenommenen Fette und fettlöslichen Vitamine vor Veränderungen. Logischerweise erhöht sich jedoch der Bedarf, wenn viele ungesättigte Fette aufgenommen werden, weswegen sich der oft propagierte hohe Vitamin E-Gehalt von diversen Pflanzenölen durchaus ein wenig relativiert. Bessere Quellen stellen sämtliche grüne Blätter, also eigentlich alle Salatarten und ganz besonders junger Spinat, Fenchel, Schwarzwurzel, Nüsse und allen voran Mandeln dar. In tierischen Produkten ist Vitamin E kaum enthalten.

Ein Mangel, der sich in Fortpflanzungsstörungen und Muskelerkrankungen zeigen kann, ist bei einigermaßen gesunder Ernährung eher selten. Eine Überdosierung ist bei der Aufnahme über natürliche Quellen gänzlich unmöglich. Weil die Substanz empfindlich gegenüber Licht und Luft reagiert, sollten Öle und Gemüse dunkel gelagert werden. Auch beim Einfrieren leidet der Gehalt, Erhitzen ist dagegen in Bezug auf dieses Vitamin unproblematisch.

Die wichtigsten Schlagworte zum Merken:

Vitamin E

- wirkt antioxidativ, verjüngend, fruchtbarkeitssteigernd,
- ist ein echter Teamplayer und wirkt nur im Verbund, zum Beispiel mit Vitamin C, Selen und Coenzym Q10,
- stabilisiert ungesättigte Fette,
- sollte ausschließlich über natürliche Quellen aufgenommen werden, vorzugsweise über grüne Blätter oder Mandeln.

Vitamin K

Vom letzten der fettlöslichen Vitamine gibt es drei Formen: Das Phyllochinon oder Vitamin K1, das Menachion oder Vitamin K2 und das Menadion, das in der Natur nicht vorkommt, sondern künstlich hergestellt und über Medikamente verabreicht werden kann. Wie auch bei allen anderen Vitaminen kann es nur bei der künstlichen Variante zu Überdosierungen und Vergiftungen kommen. Menadion ist relativ stark lebertoxisch. Während das Vitamin K1 gut über die Nahrung aufgenommen werden kann, wird das K2 von den Bakterien einer gesunden Darmflora hergestellt oder aus dem K1 umgewandelt. Ein Mangel ist demzufolge relativ häufig, weil die Wenigsten heutzutage über eine gesunde Besiedelung des Darms verfügen. Stattdessen beherbergen wir Unmengen an Fäulniskeimen, diverse Pilzarten und oft sogar Parasiten.

Das Phyllochinon spielt eine wichtige Rolle in der Blutgerinnung, weil es die Umwandlung von Prothrombin in Thrombin unterstützt. Ein Mangel daran führt zu Gerinnungsstörungen, sodass bereits kleine Wunden zu starken Blutungen führen können. Enthalten ist das K1 in allen grünen Pflanzen, vor allem in Grün- und Rosenkohl, Blau- oder Sauerkraut, Grassäften wie Gersten- oder Weizengrassaft, Petersilie, den Blättern der roten Beete oder auch in Vollkorngetreide und Avocados. Die Wirkung von Menachion ist dagegen scheinbar eine völlig andere. Wir hatten es schon im Zusammenhang mit dem Vitamin D angesprochen, weil letzteres nie alleine in höheren Dosen eingenommen werden sollte. Das Vitamin K2 beeinflusst maßgeblich den Kalziumstoffwechsel, indem es dem Mineral seinen Weg in den Knochen weist. Erstaunlicherweise kann es sogar bei vorhandenen Arterienverkalkungen die Gefäße wieder vom Kalzium befreien und eine Einlagerung in das Skelett bewirken. Insofern ist es auch bedeutsam für den Zustand der Knochen.

Im Zusammenhang mit einer besonders fleißig verordneten Medikamentengruppe wird jedoch deutlich, dass durchaus eine Verbindung zwischen dem Effekt von Vitamin K1 und K2 besteht. Die Rede ist von Blutverdünnern – und Sie würden sich wundern, wie viele Menschen jenseits der 40 rein prophylaktisch Derartiges schlucken „müssen". Die sogenannten Cumarin-Derivate, wie die Mittel im Fachjargon bezeichnet werden, sollen die Fließeigenschaften des Blutes verbessern und Gerinnseln vorbeugen, daher werden sie in den medizinischen Lehrbüchern als Gegenspieler des Vitamin K bezeichnet. Der Arzt wird also davon abraten, gemeinsam mit den Präparaten größere Mengen an Vitamin K aufzunehmen, und auch wenn es klingt wie ein schlechter Scherz, sollten Betroffene generell von einer allzu gesunden Lebensweise Abstand halten. Da eine Verdickung des Blutes in erster Linie durch eine Übersäuerung zustande kommt, kann durch entgiftende Maßnahmen in Kombination mit der Einnahme von Blutverdünnern das Blut sogar zu dünn werden, und es besteht im schlimmsten Fall die Gefahr von inneren Blutungen. Bei einer Ernährungsumstellung oder diversen Entschlackungskuren sollten die Werte also engmaschig kontrolliert werden. Jedenfalls ist aber von der Einnahme von Vitamin D in Kombination mit K2 abzuraten. Diverse Alternativtherapeuten behaupten zwar, dieser Ratschlag sei völlig an den Haaren herbeigezogen, weil ja lediglich das Phyllochinon ein Antagonist der Cumarin-Derivate sei, nicht jedoch das Menachion. So klar kann man das aber keinesfalls sagen, weil die Verabreichung von Blutverdünnern ganz eindeutig zu den Gefäßverkalkungen führt, die das Vitamin K2 zu beseitigen vermag. Es besteht also in jedem Fall ein Zusammenhang in den Mechanismen der beiden K-Vitamine, wenn auch nicht restlos geklärt ist, welcher. Ich würde mich lieber an den Rat des Arztes halten, die künstliche Zufuhr sämtlicher Vitamin K-Formen zu unterlassen, wenn Gerinnungshemmer genommen werden. Noch besser ist es, weder das eine noch das andere zu schlucken. Ich sehe keinen Sinn darin, derart massiv in die Regulationsmechanismen des Organismus einzugreifen und mit Hilfe von Tabletten eine ungesunde Lebensweise noch ein wenig länger mit reinem Gewissen aufrecht zu erhalten, bevor wahrscheinlich der unumkehrbare Kollaps erfolgt. Dagegen wird niemand, der bereit ist, seine Gewohnheiten zu verändern und den Körper von Altlasten zu befreien, sein Blut längerfristig verdünnen müssen.

Die Versorgung mit Vitamin K sollte über viel Gemüse sowie eine gründliche Darmsanierung mit anschließendem Wiederaufbau einer gesunden Keimbesiedelung sichergestellt werden. Gegebenenfalls kann auch eine Leberreinigung in Erwägung gezogen werden, weil – wie bei allen fettlöslichen Vitaminen – die Resorption bei gestautem Gallenabfluss beeinträchtigt ist. Wer jedoch in den Wintermonaten hohe Dosen an

Vitamin D zu sich nimmt, muss diese auf jeden Fall mit Vitamin K2 begleiten.

Die wichtigsten Schlagworte zum Merken:

- Vitamin K1 ist zuständig für die Blutgerinnung und kann über grüne Pflanzen aufgenommen werden.
- Vitamin K2 ist ein Wegweiser für Kalzium und wird von einer gesunden Darmflora gebildet.
- Vorsicht bei der Einnahme von Blutverdünnern!!!
- Vitamin K2 sollte immer gemeinsam mit Magnesium bei Vitamin D-Kuren verabreicht werden.

Vitamin C

Das Vitamin C ist mit Sicherheit der bekannteste Vertreter dieser Nährstoffgruppe. Man weiß, dass es in Zitrusfrüchten vorkommt und dass man es einnimmt, um Erkältungen vorzubeugen. Doch es gibt noch sehr viel mehr Wissenswertes rund um diese lebenswichtige Substanz. Lassen Sie uns zunächst noch einmal zusammentragen, was Sie in diesem Buch schon darüber gehört haben. Ich habe im Mineralstoffkapitel erwähnt, dass es Zink – den großen Beschützer unter den Mineralstoffen – in seiner Wirkung ergänzt und ihm zum Beispiel dabei hilft, Viren zu bekämpfen. Dagegen ist es ein Antagonist zu Kupfer, dessen Spiegel bei bakteriellen Infektionen ansteigt und das vom Vitamin C bei seinem Kampf gegen die Keime behindert wird. Die Einnahme eines Vitamin C-Präparats halte ich jedoch nicht nur bei bakteriellen Infektionen, sondern ganz generell für eine schlechte Idee, denn – auch das haben Sie schon gehört – in der freien Natur kommt es ausschließlich in Wirkkomplexen vor. Es entfaltet seine unzähligen Effekte gemeinsam mit dem Schwestervitamin C2, mit Mineralstoffen und sekundären Pflanzenstoffen, während die reine industriell hergestellte Ascorbinsäure zu einem hohen Prozentsatz ungenutzt wieder ausgeschieden wird und auf ihrem Weg durch den Körper auch noch ein Schäuflein zur ohnehin vorhandenen Übersäuerung beiträgt.

Ein Thema, das uns gerade bei den Vitaminen schon sehr oft begegnet ist, zeigt sich auch hier: Künstliche Nachbildungen sind großteils wirkungslos, schlimmstenfalls sogar schädlich. Das liegt nicht einmal nur an der Komposition verschiedener Wirkstoffe, die uns die Natur zur Verfügung stellt, sondern auch an der Tatsache, dass man in der Chemie in der Regel nur dazu in der Lage ist, das Spiegelbild eines Stoffes herzustellen. Könnten Sie mit dem Negativ Ihres Schlüssels ihr Schloss aufsperren? Natürlich nicht. So ähnlich es ist, es passt einfach nicht hinein. Genausowenig kann die Ascorbinsäure am Wirkort andocken und schadet oft mehr, als sie nützt.

Das natürliche Vitamin C jedoch kann sehr viel mehr, als das Zink dabei zu unterstützen, Viren aus dem Körper zu vertreiben. Es spielt insgesamt eine ganz wichtige Rolle im Immunsystem, weil es sowohl für die Produktion als auch für die Beweglichkeit der weißen Blutkörperchen benötigt wird. Es beeinflusst den Eisenstoffwechsel und steigert die Aufnahmekapazität für dieses Metall. Außerdem ist es am Aufbau und der Verkettung von Kollagen und Elastin beteiligt und gewährleistet die Straffheit und Elastizität des gesamten Bindegewebes. Wenn man das so liest, denkt man wahrscheinlich zunächst an die Schönheit, doch das ist bei weitem nicht alles. Überall in unserem Körper ist Bindegewebe, es schützt zum Beispiel auch die Organe und hält sie in ihrer Lage. Außerdem werden das Kollagen und das

Elastin für sämtliche Reparaturvorgänge benötigt, denken Sie nur an die Wundheilung im Allgemeinen oder die Beseitigung kleiner Risse in den Gefäßwänden. Nicht umsonst gehörte es zu den Symptomen der Vitamin C-Mangelkrankheit Skorbut, die vor allem im Mittelalter unter Seeleuten sehr verbreitet war, dass es zu diversen Blutungen kam. Zunächst am Zahnfleisch oder aus der Nase, im weiteren Verlauf kam es sogar vor, dass die Betroffenen an inneren Blutungen verstorben sind. Und es gibt noch eine weitere Art, wie Vitamin C mithilft, Gefäß- und Kreislaufkrankheiten zu verhindern: Es unterstützt den Abbau von Cholesterin zu Gallensäuren. Man weiß inzwischen, dass ein Herzinfarkt unter anderem die Folge eines Vitamin C-Mangels darstellt. Natürlich ist auch Stress und eine insgesamt ungesunde Lebensweise ausschlaggebend, wobei beide Faktoren wiederum den Mangel an Mikronährstoffen und so auch an Vitamin C begünstigen. So kann man nur immer wieder sagen, es lohnt sich, den Körper ordentlich zu behandeln und gut zu versorgen. Was das in Hinblick auf das Vitamin C bedeutet, ist schwer zu sagen, da es eben – je nach Lebensumständen – starke individuelle Unterschiede gibt, die sich auch in den stark abweichenden Empfehlungen verschiedener Nationen spiegeln. Die DGE, die deutsche Gesellschaft für Ernährung, empfiehlt eine Tagesdosis von hundert Milligramm pro Tag, was lächerlich wenig ist. Immerhin ist der Skorbut in unserer Gesellschaft kein gängiges Krankheitsbild mehr, doch insgesamt herrscht mit Sicherheit eine eher schlechte Versorgungslage. Die hundert empfohlenen Milligramm sind die gleiche Menge, die man auch einem Meerschweinchen zur Verfügung stellen sollte, das doch deutlich kleiner ist.

Der Bedarf ist individuell stark unterschiedlich, Sparsamkeit ist jedoch nicht angebracht

Meerschweinchen, Affen und Menschen sind die einzigen Säuger, die das Vitamin nicht selbst herstellen können, vermutlich weil sie im Laufe der Evolution so viele Pflanzen und Früchte gegessen haben, dass diese Fähigkeit unnötig geworden ist. Die Tiere, die es selbst produzieren, tun das nicht gerade sparsam. In den körpereigenen Vitaminfabriken werden – je nach Tierart – zwischen drei und fünfundzwanzig Gramm hergestellt. So entstehen in einer Ratte täglich ganze fünf Gramm Vitamin C und in einem Reh – mit einem durchschnittlichen Körpergewicht von etwa 15 Kilogramm – ganze 15 Gramm, also ein Gramm pro Kilogramm Körpergewicht. Und das, obwohl man nicht behaupten könnte, dass sich Rehe ungesund ernähren. Mit ziemlicher Sicherheit passiert das nicht umsonst, sondern weil es benötigt wird. Man kann also davon ausgehen, dass auch wir eine ganz beachtliche Menge brauchen würden. Und in der Tat ist es gerade beim Vitamin C gar nicht allzu schwer, reichlich davon aufzunehmen. Gute Quellen sind grünes Gemüse, alle Arten von Blättern, gerne auch Wildkräuter wie zum Beispiel die Brennnessel, aber auch Farbiges wie Paprika, Johannisbeeren, Acerolakirschen und Zitrusfrüchte. Bemerkenswert ist übrigens, dass die meisten Menschen vor allem Zitrusfrüchte mit einem hohen Vitamin C-Gehalt in Zusammenhang bringen, wohingegen eine Paprika vier- bis fünfmal so viel davon enthält wie eine Zitrone. Wer es nicht schafft, sich konsequent gesund zu ernähren, hat die Möglichkeit, durch natürliche Präparate wie Acerola- oder Hagebuttenpulver zu ergänzen. Die Hagebutten kann man im Herbst übrigens auch frisch von Sträuchern knabbern. Es empfiehlt sich, mehrmals am Tag zu Obst und vor allem Gemüse zu greifen, da die Resorptionsrate des Vitamins sinkt, umso höher der Gehalt einer Mahlzeit ist. Wie bei fast allen wasserlöslichen Vitaminen kann der Körper es nicht speichern, sondern muss es täglich aufnehmen. Der sekundäre Pflanzenstoff OPC, der in Traubenkernen enthalten ist, ist scheinbar dazu in der Lage, die Lebens- und Wirkungsdauer des Vitamin C im Organismus zu verlängern.

Die wichtigsten Schlagworte zum Merken:

Vitamin C

- stärkt das Immunsystem und das Bindegewebe, wird für Heilungs- und Reparaturvorgänge benötigt, unterstützt den Eisenstoffwechsel und den Cholesterinabbau,
- wird von fast allen Säugern – außer Affen, Menschen und Meerschweinchen – in großen Mengen selbst produziert,
- kann sehr gut über natürliche Quellen aufgenommen werden, am besten aufgeteilt auf mehrere Mahlzeiten täglich.

B-Vitamine

Unter dem Begriff *Vitamin B-Komplex* fasst man mehrere Substanzen mit ähnlicher Wirkungsweise im Organismus zusammen, die in der Natur in der Regel gemeinsam vorkommen. Allesamt stellen sie wichtige Bestandteile von Enzymen des Stoffwechsels dar. Man sprach schon lange von Vitamin B, bevor man erkannte, dass es sich hierbei um verschiedene Vertreter handelte. Bis heute ist es bisweilen schwierig, eine Über-

oder Unterversorgung konkret einem von ihnen zuzuordnen. Die Aufgabenbereiche sind einfach zu ähnlich und überschneiden sich. Dennoch spreche ich kurz jeden Einzelnen an, bevor ich ein zusammenfassendes Resümee ziehen werde.

B1

Thiamin oder Vitamin B1 spielt eine ganz wichtige Rolle im Zuckerstoffwechsel. Es wird für den vollständigen Abbau von Zucker in der Zelle benötigt und umso mehr verbraucht, je mehr Kohlenhydrate aufgenommen werden. Sinnvollerweise stellt es die Natur deshalb zum Beispiel in Getreideschalen, Kartoffeln oder Hülsenfrüchten ausreichend zur Verfügung. Werden jedoch größere Mengen an weißem Mehl, Reis oder gar reinem Zucker aufgenommen, wird mehr Thiamin verbraucht als zugeführt und es kommt sehr schnell zu einem Mangel, vor allem auch, weil wasserlösliche Vitamine – mit Ausnahme des Vitamin B12 – nicht gespeichert werden können. Sie wissen bereits, dass Zucker die Zellen vergiften kann, insofern ist die ausreichende Verfügbarkeit an Vitamin B1 unerlässlich für die körperliche und geistige Leistungsfähigkeit. Da besonders die Nervenzellen einen hohen Glucoseverbrauch haben, sind sie meist auch die ersten, die vom gestörten Abbau betroffen sind. Herzrhythmusstörungen, erhöhte Reizbarkeit, Depressionen und Appetitverlust können die Folge sein. Anfang des 17. Jahrhunderts tauchte diese Symptomkombination häufig unter japanischen Seeleuten auf, die sich vornehmlich von weißem Reis ernährten, und wurde als Beriberi bezeichnet. Durch die Aufnahme anderer Nahrungsmittel verschwanden die Beschwerden. Mittlerweile existiert auch die Theorie, dass Citreoviridin, das Gift eines Schimmelpilzes, der sich bevorzugt im Reis niederlässt, die wahre Ursache von Beriberi gewesen sein könnte, was jedoch nichts an der Tatsache ändert, dass schnell verfügbare Kohlenhydrate einfach nicht gesund sind und sich ein Thiaminmangel auf das Nervensystem auswirkt. Eine weitere Möglichkeit, wie es neben der Aufnahme von Zucker noch dazu kommen kann, ist der Rohgenuss von Fisch, Pilzen oder Spargel durch die darin enthalten Gegenspieler des Vitamin B1, die sogenannten Thiaminasen. Beim Erhitzen werden sie zerstört.

Gute Versorgungsquellen sind Getreidekeime, Fenchel, Haselnüsse, weiße Bohnen, Haferflocken, Zucchini, Topinambur und Hefe. Letztere liefert auch alle anderen Vertreter des Vitamin B-Komplexes, genauso wie Fleisch und Innereien, deren Verzehr ich nichtsdestotrotz aus bekannten Gründen nicht empfehle.

B2

Vitamin B2 wird auch Riboflavin genannt und ermöglicht den Zellen den Energiegewinn aus allen Nährstoffgruppen, also aus Kohlenhydraten, Eiweißen und Fetten. Mangelt es daran, kommt es bei Kindern zu Wachstumsstörungen und bei Erwachsenen zu Problemen der Nerven, der Haut und der Schleimhäute sowie der Sexualfunktion. Generell ist eine optimale Versorgung jedoch völlig unproblematisch, sodass man sich eigentlich keine Gedanken darüber machen muss.

Riboflavin ist wie andere B-Vitamine in Fleisch und Innereien, Getreidekeimlingen, weißen Bohnen und in Hefe enthalten.

B3

Vitamin B3 oder Niacin ist – wie das B1 – vor allem für den Kohlenhydratstoffwechsel wichtig. Gemeinsam mit Chrom und Insulin reguliert es den Blutzuckerspiegel. Ein Mangel ist sehr selten, jedoch charakteristisch. Man spricht von der Krankheit Pellagra, die durch die Symptomkombination Hautentzündungen, Durchfall und Demenz gekennzeichnet ist. Sie tritt vor allem in Ländern auf, in denen viel Mais gegessen wird, also zum Beispiel in Mittelamerika. Ähnlich wie bei Beriberi ist auch hier umstritten, ob es sich um ein echtes Defizit handelt oder vielmehr verdorbener Mais die Ursache darstellt. Jedenfalls benötigt die Bedarfsdeckung bei uns keine besondere Aufmerksamkeit, die Quellen stimmen mit denen der anderen B-Vitamine überein. Nachdem der medizinische Ausdruck für eine Hautentzündung Dermatitis ist, hat man uns im Studium die Merkhilfe mitgegeben, dass das Vitamin B3 das Vitamin mit den drei Ds sei – Dermatitis, Durchfall und Demenz.

B5

Die Pantothensäure wird nur in neueren Quellen bereits als Vitamin B5 bezeichnet. Als Bestandteil des Co-Enzyms A ist es wie das B2 für die Energiegewinnung aus allen Nährstoffen zuständig.

Besonders bedeutsam ist es für die Synthese von Aminosäuren und Acetylcholin, einem wichtigen Botenstoff, der die Übertragung von Impulsen der Nerven auf die Muskulatur gewährleistet. Außerdem ist es für die Bildung von langkettigen Fettsäuren, verschiedenen Steroidhormonen und Cholesterin sowie von Hämoglobin, dem roten Blutfarbstoff, zuständig. Ein

Mangel ist beim Menschen wieder extrem selten, in der Tiermedizin kommt er jedoch häufiger vor – zum Beispiel durch einseitige Getreidefütterung – und kann durchaus lebensbedrohliche Ausmaße annehmen. Neben den üblichen Quellen für alle B-Vitamine sind speziell für die Pantothensäure noch die Weizenkleie und Alfalfa zu nennen, eine Luzerneart.

B6

Das Vitamin B6 oder Pyridoxin ist wiederum hauptsächlich für die optimale Verwertung nur einer Nährstoffgruppe zuständig, nämlich die der Eiweiße. Je mehr Protein aufgenommen wird, umso mehr B6 wird verbraucht, und generell ist der Bedarf auch stark vom Körpertyp abhängig. Zartgliedrige Menschen, die im Ayurveda als Vatatypen bezeichnet werden, benötigen wesentlich weniger als solche von eher gedrungenerer Erscheinung. Ein Mangel zeigt sich in Wachstums- und Entwicklungsstörungen, Abwehr- und Muskelschwäche sowie neurologischen Auffälligkeiten wie Übererregbarkeit bis hin zu Epilepsie.

Neben Fleisch und Innereien enthalten diverse Gemüsesorten – unter anderem Bohnen und Avocados – und Hefe besonders viel von diesem Vitamin.

B12

Das B12 nimmt eine Sonderstellung im Vitamin B-Komplex ein. Wie sein zweiter Name Cobalamin schon sagt, enthält es das chemische Element Kobalt und wird vor allem für die Blutbildung benötigt. Fehlt es, kommt es zum vermehrten Auftreten von roten Blutkörperchen mit extrem kurzer Lebensdauer, man spricht dann von einer sogenannten perniziösen Anämie.

Dieses Vitamin hat drei Besonderheiten: Erstens kann es hervorragend in der Leber gespeichert werden, sodass ein Mensch mit gut gefüllten Lagern mehrere Jahre seinen Bedarf aus den Vorräten decken kann, und zweitens kann es ausschließlich von Mikroorganismen gebildet werden. Weder Pflanzen noch Tiere können es also herstellen, einzig und allein die Bakterien und manche Pilze können es. Die dritte Besonderheit ist, dass die Aufnahme im Verdauungstrakt relativ kompliziert ist. Von den Belegzellen der Magenschleimhaut wird ein spezielles Protein gebildet, der sogenannte *intrinsische Faktor*, der mit dem Cobalamin eine Bindung eingeht, um es davor zu bewahren, im Zwölffingerdarm verdaut zu werden. Der Großteil der Resorption erfolgt dann im allerletzten Stück des Dünndarms, dem Hüftdarm oder Ileum. Im Dickdarm wird von den Keimen der gesunden Darmflora – sofern vorhanden – ebenfalls Vitamin B12 gebildet, das aber nur zum Teil aufgenommen werden kann. Besonders gut versorgt sind aufgrund dieser Verhältnisse vor allem die Wiederkäuer, die über Unmengen an Bakterien in ihren Vormägen verfügen, die das Vitamin herstellen, das über den letzten Dünndarmabschnitt dann in das Blut gelangt und in der Leber gespeichert wird. Andere Tierarten verbessern ihre Versorgungslage häufig durch das Fressen von Kot und verwerten so die Vitamine, die im Dickdarm produziert aber nicht mehr resorbiert werden konnten. So halten es zum Beispiel auch unsere Verwandten, die Affen. Weil uns das aber eher nicht so liegt und darüber hinaus die Darmflora ohnehin selten in gutem Zustand ist, ist ein Vitamin B12-Mangel beim Menschen relativ häufig, wenn er auch bis heute selten in der Arztpraxis diagnostiziert wird. Wie bei anderen Vitaminen und Mineralstoffen entbehren die durchgeführten Bluttests in

Bezug auf das Vitamin B12 nahezu jeglicher Aussagekraft und können nur Defizite aufdecken, die dermaßen gravierend sind, dass man froh sein muss, wenn der Betroffene noch aufrecht die Praxis betreten konnte. Das Symptom der Blutarmut wird darüber hinaus oft fälschlicherweise einem Eisenmangel zugeschrieben.

Eine gute Versorgung ist von mehreren Faktoren abhängig

Es müssen also mehrere Faktoren ineinandergreifen, damit eine ausreichende Versorgung gewährleistet ist. Zunächst einmal sollte Vitamin B12 in der Nahrung vorhanden sein. Das ist besonders häufig bei Veganern nicht der Fall, da sie nicht über Fleisch und Milchprodukte das Cobalamin aufnehmen können, das im Verdauungstrakt der Tiere gebildet wurde. Abhilfe kann hier geschaffen werden, indem man möglichst viele Nahrungsmittel direkt aus der Natur zu sich nimmt. Wäre nicht überall alles voller unsichtbarer Bakterien, die Vitamin B12 synthetisieren, hätten sämtliche Pflanzenfresser ein echtes Problem. Tatsächlich hat es aber nur der Mensch, der damit aufgehört hat, sein Gemüse oder Obst direkt vom Baum oder aus der Erde zu verspeisen. Er behandelt sein Essen mit Pestiziden, begast es, wäscht es mehrmals, kocht es oder friert es ein – und befreit es so gründlich von sämtlichen Mikroorganismen. Er findet das sogar gut, denn Mikroorganismen sind schließlich eklig, das hat man uns so beigebracht. Welcher Erwachsene würde sich noch, wie die Kinder das instinktiv in unbeobachteten Momenten machen, genussvoll eine Handvoll Erde in den Mund schieben? Sauber ist gesund, oder etwa nicht? Im eigenen Kapitel über die Mikroorganismen gehe ich genauer darauf ein. Hier nur so viel:

Innerhalb eines Gefüges wirken sich zerstörerische Eingriffe an einer Stelle auch auf alles andere aus. Gesund ist das, was die Natur in abertausenden Jahren durch Auslese hervorgebracht, und nicht das, was der Mensch sich in wenigen Jahrzehnten zur Verbesserung erdacht hat. Sie tun sich also einen großen Gefallen, wenn das, was Sie verzehren, möglichst ursprünglich ist – sogar in Bezug auf die viel gerühmte Reinlichkeit. Ungespritztes Obst, Gemüse und Wildkräuter müssen nicht unbedingt gewaschen werden und halten sich dann auch viel länger. Ich kann es gar nicht hinschreiben, ohne die lauten Schreie in meinem Kopf zu hören: „Und was ist mit dem Fuchsbandwurm????" Ich möchte Sie von Herzen dazu einladen, sich von der umfangreichen Kopfwäsche und Panikmache konsequent zu verabschieden, die uns von unserer wahren Natur fernhalten möchten und uns recht erfolgreich alles verleiden, was gesund ist: Wenn man in die Sonne geht, bekommt man Hautkrebs, wenn man barfuß durchs Gras läuft, fängt man sich Zecken ein und stirbt an einer Gehirnhautentzündung, und wenn man frische Kräuter und Beeren isst, bekommt man den Fuchsbandwurm, und dann ist sowieso alles zu spät. Um nur einige wenige Beispiele zu nennen. Sonst noch was? Aber Sechsfachimpfung, Chemotherapie, tonnenweise Medikamente und das ganze Gift in den industriell gefertigten Lebensmitteln – das ist gesund. Auch das sind nur wenige Beispiele des ganz normalen Zivilisationswahnsinns. Mir fällt da eigentlich gar nichts mehr dazu ein und ich habe nicht die geringste Lust, dagegen anzudiskutieren. Wer noch einen letzten Rest an Gespür und gesundem Menschenverstand in sich trägt, wird fühlen, dass da etwas ganz gründlich schiefläuft.

Der nächste Punkt, der gewährleistet sein muss, damit genügend Cobalamin in den Organismus gelangt, ist eine gesunde Magenschleimhaut. Chronische Entzündungen und die Verabreichung von Magensäurehemmern führen **immer** zu einem Vitamin B12-Mangel. Ebenso kann es zu Schwierigkeiten kommen, wenn in anderen Teilen des Verdauungstrakts die Schleimhaut nicht intakt ist. Ist der Hüftdarm betroffen, kann die Aufnahme gestört sein, und bei Problemen im Dickdarm ist in der Regel auch die Darmflora nicht in Ordnung, sodass keine körpereigene Synthese von Cobalamin stattfinden kann. In diesen Fällen können vorübergehend Magen und Darm durch eine Verabreichung über Spritzen umgangen werden. Dauerhaft würde ich aber eine gründliche Sanierung des Darms empfehlen, die neben einer Reinigung mit Wiederaufbau eines gesunden Mikroklimas auch eine Ernährungsumstellung und eine eingehende Betrachtung der vorhandenen Konflikte beinhalten sollte. Gerade bei chronischen Beschwerden sollten geistig-seelische Themen immer miteinbezogen werden.

Folsäure

Der Name der Folsäure kommt vom lateinischen Wort „Folium", also „Blatt". Dementsprechend kommt diese Substanz in allen grünen Gemüsesorten vor, insbesondere in Blättern. Außerdem kann auch sie von den Mikroorganismen im Darm hergestellt werden. Benötigt wird sie vor allem von Zellen mit hoher Teilungsrate, wie zum Beispiel die Blut- oder Schleimhautzellen, sodass sich ein Mangel in Blutarmut, Schleimhautentzündungen und Darmbeschwerden äußern kann. Wie beim Vitamin B12 kommt es immer dann zu einem Defizit, wenn Magensäurehemmer eingenommen werden. Frauen, die bereits ein Kind geboren haben, haben mit Sicherheit schon von der Folsäure gehört, da Ärzte eine Substitution in der Schwangerschaft dringend empfehlen. Bei ungenügender Versorgung besteht die Gefahr, dass es zu Entwicklungsstörungen des Kindes kommt. Mir persönlich ist natürlich auch in diesem Fall das frische Gemüse bei weitem lieber als die Kapsel – das sollte dann aber auch wirklich großzügig verzehrt werden.

Cholin

Cholin ist streng genommen kein Vitamin, weil es in der Leber gebildet werden kann. Es wird dort für den Abbau von Fetten benötigt, sodass der Bedarf durch Ernährungsgewohnheiten steigt, die eine Fettanreicherung in der Leber begünstigen. Wer also zum Beispiel oft Alkohol trinkt oder viel Zucker und andere schnell verfügbare Kohlenhydrate zu sich nimmt, braucht wesentlich mehr davon als andere. Für die körpereigene Synthese werden Vitamin B12 und Folsäure benötigt.

Ein Mangel kann zu Leberverfettung – mit den damit verbundenen Risiken für Herz-Kreislauf-Erkrankungen – sowie zu einer erhöhten Krebsneigung führen. Enthalten ist die Substanz hauptsächlich in tierischen Nahrungsmitteln. Veganer können ihre ausreichende Versorgung mit Weizenkeimen, Quinoa, Blumenkohl, Spinat und Kidney-Bohnen sichern.

Biotin

Der Letzte im Bunde der B-Vitamine ist das Biotin, das bisweilen auch Vitamin H genannt wird. Wie beim Cholin existiert ein Zusammenhang zu einer Leberverfettung, was man hauptsächlich aus der Tiermedizin weiß, da Mangelsymptome gerne bei einseitig mit Getreide gemästeten Tieren auftreten. Beim Menschen ist eine ausreichende Versorgung an und für sich völlig unproblematisch, es sei denn, man mästet sich selbst mit schnell verfügbaren Kohlenhydraten. Und es gibt eine Sache, die man wissen sollte: Rohes Eiweiß enthält den Biotin-Antagonisten Avidin. Im Dotter ist ausreichend Biotin enthalten, um das Avidin auszugleichen, sodass der Genuss von ganzen rohen Eiern unbedenklich ist. Wird jedoch das Eiklar vom Dotter getrennt und roh verzehrt, wird dem Organismus Biotin entzogen. Paradoxerweise kommt das vor allem bei Bodybuildern vor, die mit dem Protein die Muskelbildung fördern wollen. Paradox deshalb, weil Biotin eine wichtige Rolle im Eiweiß- und Fettstoffwechsel spielt und ein Defizit unter anderem zu Muskelschwäche führt. Weitere Symptome können Hautausschläge, Schmerzen sowie brüchige Haare und Nägel sein. Eine Zeit lang war es vor allem unter Frauen recht verbreitet, für die Schönheit ein Biotin-Präparat einzunehmen. In der Regel ist das jedoch völlig unnötig, da es in vielen Lebensmitteln ausreichend enthalten ist. Besonders viel davon findet sich in Grünkohl, Haferflocken, Erbsen und grünen Bohnen.

Zusammenfassung

Nachdem ich selbst lange Zeit Probleme damit hatte, die einzelnen Vertreter des Vitamin B-Komplexes auseinander zu halten, möchte ich Ihnen abschließend anvertrauen, wie es mir gelungen ist, das Wichtigste zu behalten. Generell handelt es sich um sehr stoffwechselaktive Substanzen, die allesamt damit zu tun haben, irgendwelche Stoffe auf- oder abzubauen. Merken Sie sich außerdem, dass beim Durchzählen von eins bis sechs nur der Vierer fehlt. Es gibt also Vitamin B1, B2, B3, B5 und B6. Dann wird verdoppelt und es kommt direkt B12. Der große Abstand verdeutlicht die Sonderstellung des B12, das als einziges gespeichert werden kann und nur von Mikroorganismen gebildet wird. Außerdem ist es neben der Folsäure das einzige B-Vitamin, bei dem die Versorgung auch dann problematisch sein könnte, wenn Sie sich nicht schwerpunktmäßig von schnell verfügbaren Kohlenhydraten ernähren.

Die Vitamine B1 bis B6 merke ich mir so: B1 ist für den Kohlenhydratstoffwechsel, B2 für den Nährstoffgewinn aus allen Nährstoffgruppen und B3 dann wieder nur für die Kohlenhydrate zuständig. B4 fällt aus und B5 betrifft wieder alle Nährstoffgruppen. Also immer schön abwechselnd. B6 wird erneut hauptsächlich für den Stoffwechsel einer Nährstoffgruppe benötigt – und zwar für die Eiweiße. Ich merke mir das offen gestanden mit der Eselsbrücke: B6 = Sex = Fleisch (Protein).

Cholin, Folsäure und Biotin muss man sich dann wieder separat einprägen. Sofern man das möchte, kann man bei der Folsäure an Blätter denken, beim Biotin an Haut, Haare und Nägel und beim Cholin an die Fettleber.

Insgesamt finde ich, dass man sich nicht verrückt machen sollte. Es ist gut, ein gewisses Grundverständnis zu haben, man muss jedoch sicher nicht studiert haben, um sich gesund zu ernähren. Eigentlich ist es sogar recht einfach, das wird im zweiten Teil des Buches noch viel klarer werden. Vor allem dann, wenn der Anfang einmal gemacht ist und man sich wieder besser spürt. Dann kann man sich problemlos vom Körper leiten lassen.

Sekundäre Pflanzenstoffe

Die sekundären Pflanzenstoffe bilden eine Stoffgruppe, über die man noch nicht allzu viel weiß. Man schätzt, dass es etwa 250.000 davon gibt, im Moment sind jedoch nur rund 10.000 überhaupt bekannt. Unter den primären Pflanzenstoffen versteht man diejenigen, die in jeder einzelnen Zelle zu finden sind, und die die Pflanze für ihren Aufbau und sämtliche überlebenswichtigen Stoffwechselprozesse unbedingt benötigt – nämlich Kohlenhydrate, Fette und Eiweiße. Mit den sekundären Pflanzenstoffen tritt die Pflanze in Kommunikation mit ihrer Umgebung. Sie helfen mit, das Überleben längerfristig zu gewährleisten. Zum Beispiel gibt es Substanzen, die die Pflanze zum Schutz vor Fressfeinden oder anderen schädlichen Einflüssen, wie Krankheitserregern oder zu viel Sonneneinstrahlung, absondert. Andere locken Insekten zur Bestäubung an oder signalisieren Mensch und Tier den Reifegrad der Früchte. Nicht immer hat die Pflanze nämlich etwas dagegen, dass Teile von ihr gegessen werden. So verteilen viele Tiere nach dem Verzehr diverser Früchte über ihren Kot die Samen der Pflanzen. Ob eine Beere rot ist oder grün, wie sie duftet und wie sie schmeckt, liegt in keinster Weise an den Fetten, Kohlenhydraten oder Eiweißen, sondern allein an den sekundären Pflanzenstoffen. Und selbstverständlich ist es nicht nur für die Pflanze von Bedeutung, in welchem Stadium eine Frucht verspeist wird, sondern auch für den, der das tut. Es wird einen Grund geben, warum uns reifes Obst und Gemüse besser schmeckt und besser bekommt, warum jedes Kind automatisch zur roten und nicht zur grünen Beere greift, egal, ob es das vorher bereits gelernt hat oder nicht. Mit ziemlicher Sicherheit liegt das daran, dass wir genau die Substanzen brauchen, die für die Farbgebung und das Aroma im reifen Zustand verantwortlich sind. Viele der sekundären Pflanzenstoffe haben heilsame Wirkung. Sogar solche, die in hoher Dosis giftig sind, sind in kleinen Mengen gesundheitsfördernd. Auch in dieser Hinsicht besteht seit jeher ein funktionierender Informationsaustausch. Man weiß, dass sich alle Tiere – bis hin zu unseren nächsten Verwandten, den Menschenaffen – bei Beschwerden intuitiv genau die Pflanzen suchen, die exakt gegen diese Symptome hilfreich sind. Einzig und allein den meisten Menschen ist diese Fähigkeit verloren gegangen. Es gibt sogar Stoffe, die Menschen und Tiere vor einer gefährlichen Überdosierung bewahren, indem sie zum Beispiel Erbrechen auslösen, bevor es zu lebensbedrohlichen Schäden kommen kann. Dies ist übrigens ein wichtiger Unterschied zu isolierten Wirkstoffen in Medikamenten. Selbst mit dem hochgiftigen Digitalis aus dem Fingerhut kann man sich durch das Verspeisen von Pflanzenteilen gar nicht so leicht umbringen, weil man mit hoher Wahrscheinlichkeit alles wieder von sich gegeben hat, bevor das Toxin seine tödliche Wirkung auf das Herz entfalten kann. Mit Digitalis-Präparaten schaut es dagegen ganz anders aus. Ist die Substanz isoliert, reagiert das Herz sofort, ganz ohne warnende Übelkeit. In jedem Fall scheint es so zu sein, dass die Pflanze nicht alle Stoffe produziert, weil sie sie selbst benötigt, sondern sie stellt ihre Dienste selbstlos auch anderen Lebewesen zur Verfügung.

Die Wirkungen sind unglaublich vielfältig

Die im menschlichen und tierischen Organismus durch die sekundären Pflanzenstoffe ausgelösten Effekte sind so vielfältig und unterschiedlich wie die Substanzen selbst. Es gibt solche mit entzündungshemmenden, blutzuckerregulierenden, immunmodulierenden, cholesterinsenkenden und antikanzerogenen Eigenschaften. Viele von ihnen wirken antimikrobiell, wie zum Beispiel die Senföle. Auch die Flavonoide, zu denen das OPC gehört, das derzeit so in Mode ist, werden von der Pflanze zur Abwehr gebildet und unterstützen ebenso unser Immunsystem. Viel weniger gesund, dafür aber teilweise sehr beliebt, sind die Alkaloide. Sie schmecken furchtbar bitter und wirken stimulierend, aber auch suchtauslösend. Zu den bekanntesten Vertretern gehören das Koffein, das Nikotin und das Morphin. Zu den Stoffen, deren Wirkung noch umstritten ist, gehört die Phytinsäure, die vor allem in den Schalen von Getreidekörnern zu finden ist. Vielleicht nicht ganz zufällig häufen sich gleichzeitig mit dem Anschwellen der Paleo- und Low Carb-Welle – beides Ernährungsformen, die hauptsächlich auf tierisches Protein bauen – die Informationen, dass das viel gerühmte Vollkorngetreide bei weitem nicht so gesund wäre, wie lange angenommen. Es enthalte Phytinsäure, welche die Aufnahme von vielen Mineralien in den Körper verhindere, weswegen sie auch als sogenannter Anti-Nährstoff bezeichnet wurde. Und es gibt eine Gegenbewegung, in der die Meinung vertreten wird, das sei alles nur eine Marketinglüge, und selbstverständlich sei das Getreide genau in der Form gesund, in der es von der Natur angeboten wird. Man sagt der Phytinsäure dort sogar nach, Krebs, Osteoporose und Nierensteine verhindern zu können und kann das auch mit zahlreichen Studien belegen. Ich persönlich kann letzterem mehr Wahrheitsgehalt abgewinnen. Einfach deshalb, weil sich erfahrungsgemäß die Natur so selten schrecklich irrt. Seit jeher ernährt sich der Mensch zu einem hohen Prozentsatz von Getreide und erst jüngst ist er auf die Idee gekommen, die Schalen des Korns zu entfernen, was ihm eher nicht bekommen ist.

Was die Phytinsäure in der Pflanze macht, ist, dass sie Mineralien an sich bindet und speichert, um sie dem Keimling während des Keimungsvorgangs zur Verfügung zu stellen – das hört sich aus meiner Sicht erstmal nicht so schlecht an. Wenn ein Stoff, der in unseren Körper aufgenommen wird, andere Stoffe bindet, könnte das nicht auch bedeuten, dass er die Aufnahme verbessert, nichtsdestotrotz aber vielleicht die Messergebnisse beeinflusst? Und es ist ja bekannt, dass man Messergebnisse im Allgemeinen so auslegen kann, wie man eben möchte. Jedenfalls nehme ich nahezu ausschließlich Vollkorngetreide zu mir, und das in großen Mengen. Seit ich das tue, fühle ich mich wesentlich besser als vorher und habe keinerlei Mangelerscheinungen. Wer aber ganz auf Nummer sicher gehen will, dem sei gesagt, dass durch Fermentierungsprozesse und die Keimung die Phytinsäure abgebaut wird. Mit Brot aus gekeimtem Getreide oder aber Sauerteigbrot aus vollem Korn sind alle vermeintlichen Gefahren gebannt, doch meiner Meinung nach ist man auch mit ganz normalem Vollkorn mit all seiner Phytinsäure absolut gesund unterwegs und in jedem Fall weit besser dran als mit Weißmehlprodukten, Paleo oder Low Carb.

Das Wichtigste, was man über die sekundären Pflanzenstoffe wissen sollte, ist Folgendes:

- Sie liefern dem Körper keine Energie.

- Sie unterscheiden sich in der Zusammensetzung extrem von Art zu Art, weswegen man gut beraten ist, fleißig die Pflanzen abzuwechseln, die man verspeist. Empfohlen wird das sogenannte Ampelprinzip, was bedeutet, man sollte täglich rotes, gelbes und grünes Obst und Gemüse zu sich nehmen. Insgesamt rund sieben Portionen!

- Ebenso sollte man gekochte und rohe Pflanzen abwechseln. Einige sekundäre Pflanzenstoffe werden beim Kochen zerstört, andere werden durch das Kochen besser aufgenommen.

- Es ist kontraproduktiv, die Schalen zu entfernen, sofern diese genießbar und ungespritzt sind. Nachdem ein Teil der Bedeutung der sekundären Pflanzenstoffe in der Kommunikation nach außen liegt, ist es logisch, dass sich in der äußersten Schicht auch die meisten von ihnen befinden.

- Eine Supplementierung von sekundären Pflanzenstoffen ist nicht nur wirkungslos, sondern in vielen Fällen sogar nachweislich schädlich. Dies wurde zum Beispiel eingehend am Beispiel der Betacarotine erforscht. Es gibt also absolut keinen Ersatz für Früchte, Gemüse und Kräuter aller Art.

Ballaststoffe

Auch die Ballaststoffe liefern keine Energie, sie sind reine Strukturstoffe mit drei ganz wichtigen Hauptaufgaben in unserem Organismus:

- Sie helfen dem Darm beim Weitertransport der Nahrung und verhindern eine zu starke Verdichtung des Darminhalts. Während wir Menschen unsere Ballaststoffe ausschließlich aus pflanzlicher Nahrung gewinnen, dienen bei reinen Fleischfressern zum Beispiel Fellteile der Beutetiere dem gleichen Zweck.

- Sie verhindern einen schnellen Blutzuckeranstieg und beugen dadurch einer Insulinresistenz mit all ihren Folgen wirkungsvoll vor. Wie Sie im entsprechenden Kapitel bereits erfahren haben, sind natürlicherweise alle Kohlenhydrate mit Ballaststoffen vergesellschaftet.

- Sie ernähren die Darmbakterien und unterstützen eine gesunde Darmflora.

Ein Ballaststoffmangel ist neben dem Trinken von zu wenig Wasser und einer zu großen, da wenig gehaltvollen Nährstoffmenge ein ganz wichtiger Faktor für die eklatante Verstopfung in den meisten Dickdärmen. Wer genügend Obst und Gemüse isst und zu Vollkorn- statt zu Weißmehlprodukten greift, beugt hier effektiv vor. Ohne großen Aufwand kann auch mit Floh- oder Chiasamen ergänzt werden, die überall in Reformhäusern erhältlich sind. Man weicht etwa einen Teelöffel davon in einem großen Glas Wasser für etwa zehn Minuten ein, trinkt dann zuerst die Mischung und anschließend noch einmal die gleiche Menge Wasser ohne Samen hinterher. Das Ganze am besten unmittelbar nach dem Aufstehen auf nüchternen Magen und mindestens eine gute halbe Stunde vor der ersten Nahrungsaufnahme. Oder auch am Abend vor dem Zubettgehen, optimalerweise ebenfalls mit deutlichem Abstand zur letzten Mahlzeit. Nur bei dieser Art der Einnahme kann sich die volle Wirkung entfalten. Weil diese Substanzen eine enorme Fähigkeit haben, Wasser zu binden, kann die Flüssigkeit auch dem Körper entzogen werden, wenn sie nicht unmittelbar gemeinsam mit den Samen aufgenommen wird. Es ist also nicht verwunderlich, wenn viele trotzdem über Verstopfung klagen, obwohl sie täglich Flohsamen ins Müsli mischen. Diese Vorgehensweise ist eigentlich eher kontraproduktiv als hilfreich.

Ich habe die Erfahrung gemacht, dass mache Menschen bereits auf die Einnahme von Ballaststoffen mit einer Erstverschlimmerung reagieren. Das heißt, dass bereits vorhandene Beschwerden vorübergehend stärker werden, wie das bei vielen nachhaltigen Maßnahmen der Fall sein kann. Beim Schlucken von ein paar Flohsamen rechnen allerdings die Wenigsten damit. Ich rate deshalb meist dazu, sich langsam zu steigern, also erstmal mit einem halben Teelöffel einmal täglich anzufangen und immer erst dann die Dosis zu erhöhen, wenn die momentane gut vertragen wird. Mehr als zwei Teelöffel täglich – also einen morgens und einen abends – nehme ich selbst nie. Ich empfinde das als absolut ausreichend, lade Sie aber dazu ein, auf Ihr eigenes Gefühl zu hören.

Es spricht überhaupt nichts dagegen, auf diese Weise die über die Mahlzeiten aufgenommen Ballaststoffe dauerhaft zu ergänzen. Dringend empfehle ich, einen Darmfloraaufbau damit zu begleiten, vor allem dann, wenn Probiotika eingenommen werden. Die Strukturstoffe dienen als sogenanntes Präbiotikum, weil sie die Bakterien nähren. Selbstverständlich macht ein solcher Aufbau nur Sinn, wenn der Darm vorher gründlich gereinigt und krankmachende Keime, Pilze, Parasiten und alte Verkrustungen sorgfältig entfernt wurden.

Mikroorganismen

Wir sind keine Insel. Damit meine ich, dass wir in unserer Existenz in keinster Weise unabhängig sind. Ständig sind wir in Kontakt mit unserer Umgebung. In allen möglichen Formen fließt Energie hinein und hinaus. Wir nehmen nicht nur verschiedene Stoffe auf und geben welche ab, sondern tauschen auch Wärme aus, Informationen, Liebe und vieles andere mehr. In jeder Sekunde kann sich etwas in der Zusammensetzung unseres Systems verändern. Manchmal merken wir das sehr deutlich, und manchmal nehmen wir es überhaupt nicht zur Kenntnis. Unser Leben hängt von anderen Organismen ab. Wir brauchen andere Menschen, die uns in unseren Fähigkeiten ergänzen und verhindern, dass wir seelisch verkümmern, und seit jeher bereichern uns Tiere auf viele verschiedene Arten. Pflanzen ernähren uns und gestalten unseren Lebensraum. Und dann sind da noch die Kleinstlebewesen: Bakterien, Viren, Pilze und Parasiten. Diese umgeben uns nicht nur, sondern sie bilden sogar einen Teil von uns. Wenn man möchte, kann man die Mikroorganismen in unserem Körper als ein eigenes Organ bezeichnen, das sogenannte Mikrobiom, das mindestens etwa zwei Kilogramm unseres Körpergewichts ausmacht. Es zeichnet sich durch eine unglaubliche Anpassungsfähigkeit und Reaktionsfreude aus und die einzelnen Lebewesen tauschen sich untereinander ununterbrochen aus. Anhand bestimmter chemischer Signale weiß jedes Bakterium, wie viele andere seiner Art sich gerade an einem bestimmten Ort aufhalten und welche Vertreter anderer Spezies noch vorhanden sind – und es reagiert umgehend darauf. Stellen Sie sich vor, Sie sind auf einer Party und beginnen gerade, sich so richtig wohlzufühlen, als plötzlich eine Person auftaucht, die sie abgrundtief hassen. Sie kommt nicht alleine, sondern hat mehrere Freunde im Gefolge, die sie allesamt zu bewundern scheinen. Noch schlimmer ist die Herzlichkeit, mit der der Gastgeber sie begrüßt. Plötzlich haben Sie das ganz starke Gefühl: „Hier bin ich fehl am Platz" und Sie verlassen unauffällig das Geschehen. Genauso würde sich ein Bakterium verhalten, wenn bestimmte andere Keime, Viren oder Pilze auftauchen. Und wäre es so, dass die ungeliebten „Kollegen" schon vorher dagewesen sind, würde es sich gar nicht erst niederlassen. Andere Vertreter seiner Art würden sich ganz genauso entscheiden.

So hat man zum Beispiel den Versuch gemacht, bei einer schwer behandelbaren Lungenentzündung, die durch eine aggressive Bakterienart ausgelöst wurde, lediglich die homöopathische Information eines bestimmten Pilzes in den Organismus einzubringen, und wie durch ein Wunder zogen sich die Keime umgehend zurück. Diese vermeintliche Gesellschaft, die in Wahrheit ja nur durch Informationseinheiten repräsentiert wurde, war ihnen nicht genehm. Doch alle Formen von Kleinstlebewesen stellen nicht nur hohe Ansprüche in Bezug auf die Anwesenheit anderer Biotopbewohner, sondern auch an das chemische Milieu ihres Lebensraumes. Bereits eine winzige Schwankung des pH-Werts kann eine große Veränderung in Bezug auf die Besiedelung bewirken. Und es gilt eine ganz wichtige Gesetzmäßigkeit:

In einem gesunden Milieu können sich keine furchterregenden Mikroorganismen niederlassen, während man dort, wo alles entgleist ist, den Kampf gegen krankmachende Erreger nicht gewinnen kann und auch nicht gewinnen muss. Das Milieu muss von Grund auf saniert werden, damit wieder eine lebensfördernde Besiedelung erfolgen kann.

Leider herrscht in der Bevölkerung nicht das geringste Grundverständnis für diese Zusammenhänge, weil man uns seit vielen Jahren desinformiert und mit Panik impft. Es herrscht die Meinung, dass bestimmte Bakterien bestimmte Krankheiten verursachen, doch das ist so einfach nicht richtig. Zwar hat man durch wissenschaftliche Versuche bewiesen, dass sich in vielen Fällen Krankheitssymptome entwickelt haben, wenn man eine isolierte Bakterienart vermehrt und in einen Organismus eingebracht hat, und es wurden auch immer wieder bei Patienten mit gleichen Symptomen gleiche Keime festgestellt, aber es kommt andererseits genauso vor, dass genau dieselben Erreger bei Gesunden entdeckt werden und dort überhaupt keinen Schaden anrichten. Die gesamte Durchführung derartiger Versuche ist lebensfremd, da in der Natur niemals eine einzige Bakterienart isoliert vorkommt und eine größere Zahl an Kleinstlebewesen einer einzigen Art immer das Gleichgewicht stören muss. Außerdem kann man das Versuchsergebnis auch ganz anders interpretieren. Wer kann beweisen, dass Lebewesen, die sich unter bestimmten Bedingungen gut vermehren können, diese Bedingungen auch verursacht haben? Schließlich legen Feuerwehrmänner keine Brände, nur weil sie vor Ort sind, wenn es brennt. Und ein Schwarm Fliegen über dem Misthaufen hat diesen sicher auch nicht dort hingeschüttet. Es könnte also ebenso sein, dass Keime, Viren oder Pilze in einem kranken Gewebe nur von einem bestimmten Milieu angezogen wurden, vielleicht sogar deswegen, um dort aufzuräumen.

Auch wenn ich mich damit sehr unbeliebt mache, sage ich hiermit ganz deutlich: Ich halte nicht das Geringste von Antibiotika-Behandlungen. Den Satz „ich musste schon wieder Antibiotika nehmen" kann ich wirklich nicht mehr hören. Und dabei spielt es für mich nicht die geringste Rolle, um welche Art von Infektion es sich handelt. Je aggressiver die Keime sind, umso wichtiger ist es, das Milieu von Grund auf zu sanieren. Alles andere ist Dummheit, die an Wahnsinn grenzt.

Eine andere Sicht auf Antibiotika-Behandlungen

Denken Sie doch einmal an Ihre Wohnung. Wenn Sie sie komplett verdrecken lassen, überall Abfall herumliegt und Lebensmittel verrotten, würden Sie tatsächlich auch nur eine Sekunde daran denken, den schimmelnden Essensresten mit Anti-Schimmelmittel zu Leibe zu rücken? Wenn sich vielleicht sogar schon Ratten eingenistet haben, ist dann das Rattengift wirklich des Rätsels Lösung? Und nein, es ist nicht einmal eine schnelle Erste-Hilfe-Maßnahme, denn in den zwei Tagen, die es dauert, bis die letzte Ratte einen Giftköder gefressen hat und daran gestorben ist, haben sie die Wohnung schon aufgeräumt und den ganzen Müll inklusive der Ratten entsorgt.

Umgekehrt werden Sie sich in einer gepflegten Wohnung niemals Sorgen machen müssen, dass Ihnen plötzlich Ihre Küche vor den Augen wegschimmelt oder sich überall Kakerlaken oder sogar Nagetiere einnisten. Warum sollte das nicht in ihrem Körper genauso sein? Sie brauchen keine Angst davor zu haben, dass aus heiterem Himmel Heerschaaren von aggressiven Erregern über Sie herfallen und die einzige Chance, die Ihnen dann bleibt, die ist, sich selbst zu vergiften, um die Keime zu töten. Was ich in solchen Fällen tue, ist genau das, was ich auch mit meiner Wohnung machen würde, und was der Körper in der Regel sowieso mit allen Kräften versucht: Erstmal alles raus! Aus allen Löchern Dreck rauswerfen. Zumindest solange kein Arzt kommt und mit guten Pillen die Ausscheidung verhindert. Eine der wunderbaren Errungenschaften der klassischen Medizin ist die, dass mittlerweile etwa 90 Prozent aller Erkrankungen chronisch sind, während es Chronizität in der Natur an und für sich nicht gibt. Und auch das Einstiegsalter für die chronischen Beschwerden sinkt beständig weiter. Zwar sterben weniger Menschen als früher an akuten Krankheiten, in

Wahrheit sterben sie aber nur langsamer, und es gibt kaum noch völlig Gesunde. Die Sterberate bei Infektionskrankheiten wäre auch allein durch die Verbesserung der Lebensbedingungen zurückgegangen, dafür hätte es keiner Impfungen und keiner Antibiotika bedurft.

Und noch einmal zur Erinnerung, damit wirklich keine Missverständnisse entstehen: Ich sage nicht, dass es nichts zu tun gibt, wenn man krank ist, das wäre lebensmüde. Ich würde nur eine andere Herangehensweise wählen: Ausmisten statt Schimmelspray. Alle Keime, die Sie einfach töten, werden ein Vielfaches an Kollegen auf den Plan rufen, mit denen Sie sich ein andermal zu beschäftigen haben werden. Das sagt Ihnen Ihr Arzt aber nicht. Erstens, weil es für ihn kein Problem darstellt, Ihnen ein paar Wochen später das nächste Antibiotikum zu verschreiben – ganz im Gegenteil, er verdient sehr gut daran. Und zweitens hat er es auf der Uni auch gar nicht anders gelernt. Wenn ihn seine ganz persönlichen Lebensumstände nicht dazu gebracht haben, zu hinterfragen, was er so mühsam in vielen Jahren gelernt hat, dann weiß er es vielleicht auch einfach nicht besser und er will es auch nicht wissen. Wer, glauben Sie, finanziert die Forschungsprojekte einer Universität? Wer bezahlt Studien, deren Ergebnis es ist, dass bei Krankheit X das Medikament Y das absolute Mittel der Wahl ist? Doch sicher nicht der Hersteller von Medikament Y, oder etwa doch? Ein Schelm, wer Böses dabei denkt.

Wie bleibt das Mikrobiom gesund?

Die Frage, die sich jetzt natürlich stellt, ist, wie man es schafft, das Mikrobiom in einem guten Zustand zu halten beziehungsweise zu einem solchen zurückzubringen. Zunächst ist ein gewisses Grundwissen über die Kleinstlebewesen erforderlich. Ganz grundsätzlich unterscheidet man drei verschiedene Arten von Keimen:

- Die guten Bakterien, die lebensfördernde Stoffe produzieren. Sie stellen zum Beispiel als gesunde Darmflora so wertvolle Stoffe wie Vitamin H, Vitamin B12 oder Folsäure her, die wir dringend brauchen.

- Die schlechten Bakterien, die sich dort vermehren, wo Fäulnis herrscht. Sie produzieren Substanzen, die lebensfeindlich, oft sogar giftig sind.

- Die häufigsten sind die sogenannten omnipotenten Bakterien. Sie haben die Fähigkeit, sich entweder lebensfördernd oder aber feindlich zu verhalten. Wie sie sich tatsächlich „entscheiden", richtet sich nach dem vorherrschenden Milieu. Sie sind quasi die Fähnlein im Wind und folgen der Mehrheit der bereits vorhandenen Kollegen nach.

Nachdem die omnipotenten stets etwa um die 80 Prozent von allen Keimen ausmachen, kann sich die Lage bisweilen sehr rasch verändern. Schauen wir uns dazu ein Rechenbeispiel an. Angenommen, es befinden sich in einem Dickdarm etwa elf Prozent lebensfördernde Bakterien und etwa neun Prozent Fäulniskeime, dann verhalten sich die achtzig Prozent der omnipotenten demzufolge auch lebensfördernd. Mit wenigen ungesunden Mahlzeiten kann sich das Blatt jedoch wenden. Denn dreht sich das Verhältnis von 11:9 zugunsten der schlechten Keime, wechseln auch die omnipotenten die Seite, und plötzlich besteht die Darmflora zu 91 Prozent aus Kleinstlebewesen, die

Fäulnisgase und Toxine produzieren. Die wenigen verbliebenen nützlichen werden sich nicht mehr wohlfühlen und schnell das Feld räumen.

Und innerhalb kürzester Zeit gesellen sich dann mit Sicherheit auch diverse Parasiten, Viren und Pilze dazu. Ein Zustand, der sich selbstverständlich auf das gesamte System auswirkt und der leider keine Ausnahme, sondern vielmehr schon eher die Normalsituation darstellt. Dem Organismus fehlen dadurch nicht nur wichtige Nährstoffe, es werden auch viele Gifte resorbiert, und mit der Zeit entwickeln sich Entzündungen der Darmschleimhaut, die wiederum sehr schnell zu Nahrungsmittelunverträglichkeiten führen.

Eine entgleiste Darmflora führt zu Nahrungsmittelunverträglichkeiten

Nachdem die gesunde Darmflora auch kurzkettige Fettsäuren, wie zum Beispiel Buttersäure, produziert, die den Schleimhautzellen zum Energiegewinn dienen, kommt es zu einem Hungerzustand, wenn die guten Keime fehlen. Normalerweise bilden die Zellen der Darmschleimhaut eine gut abgedichtete Oberfläche, weil sie ganz eng aneinanderhaften. Wie in einem stabilen Regal gibt es zwischen den Seitenwänden zweier benachbarter Darmzellen Querverstrebungen, die sogenannten Tight Junctions, die ein Auseinanderklaffen verhindern. Gibt es jedoch zu wenige kurzkettige Fettsäuren und es entsteht ein Energiemangel, verlieren die Tight Junctions an Kraft und können ihre Funktion nicht mehr erfüllen. Es entstehen winzige Abstände zwischen den Wänden der einzelnen Zellen, sodass Teile des Nahrungsbreis in tiefere Schleimhautschichten eindringen können, als sie das eigentlich sollten. Der Körper reagiert dann mit einer Entzündung und wehrt sich bisweilen recht heftig gegen die Aufnahme bestimmter Lebensmittel. Mit der Zeit können sogar richtige Löcher in der Schleimhaut entstehen. Man spricht dann von einem sogenannten „leaky gut", also „löchrigem Darm", bei dem diverse Substanzen sogar direkt in Kontakt mit arteriellem Blut geraten können. Normalerweise werden die von den Darmzellen aus der Nahrung aufgenommenen Stoffe über das venöse Pfortadersystem zuerst zur Leber befördert, wo eine Entgiftung stattfindet, bevor es zu einer Vermischung mit dem restlichen Blut des Kreislaufsystems kommt. Findet durch die defekte Schleimhaut ein direktes Eindringen in Gefäße statt, die die Darmzellen versorgen und nicht resorbierte Stoffe abtransportieren sollen, kommt es zu besonders starken Immunreaktionen.

Die Schulmedizin behandelt hier in erster Linie mit Cortison, das die Abwehr unterdrückt und dadurch zwar eine schnelle Erleichterung bringt, jedoch keine Heilung bewirkt. Auf Dauer sind Menschen mit schweren chronischen Darmentzündungen oft damit konfrontiert, dass irgendwann das Cortison nicht mehr wirkt und sie vor einer scheinbar ausweglosen Situation stehen. In einem solchen Fall ist der einzig vernünftige Weg aus meiner Sicht, den Darm zunächst einmal gründlich zu leeren, damit die wunde Schleimhaut nicht permanent von Kot abgedeckt ist und abheilen kann. Das heißt, der Darm sollte umso länger leer gehalten werden, umso stärker er entzündet ist. Denn nur wenn es eine Zeit lang keine neuen Verklebungen gibt, können sich die Läsionen schließen. Stellen Sie sich eine Wunde vor, die immer wieder starker Verschmutzung ausgesetzt ist, die würden Sie auch täglich ganz sanft mit Wasser spülen, anstatt den Dreck darin kleben zu lassen. Auch gilt es, sämtliche Kleinstlebewesen einmal zu entfernen – und zwar über Darmspülungen. Ich muss immer lachen, wenn mir Klienten sagen, ihr Arzt hätte gemeint, Einläufe seien gefährlich, weil man damit die ganze Darmflora herausspüle. Das ist ja genau der Grund, warum man es tut. Man kann dazu nur sagen, hoffentlich wird richtig viel davon herausgespült, denn in einem durchschnittlichen mitteleuropäischen Darm ist leider keine gesunde Keimbesiedlung vorhanden, und ganz sicher nicht dann, wenn es schon Entzündungen und Unverträglichkeitsreaktionen gibt. Erst wenn die ganzen Pilze und Fäulnisbakterien zum Großteil entfernt wurden, können sich lebensfördernde Keime überhaupt wieder niederlassen.

Wassereinläufe entfernen die entgleiste Darmflora und ermöglichen die Heilung einer entzündeten Schleimhaut

Eines darf man auch nicht vergessen: Eine Spülung mit Wasser, oder in manchen Fällen auch mit Kräutertee, ist nicht gleichzusetzen mit einer Desinfektion. Es wird dabei überhaupt nichts abgetötet und es wird niemals gelingen, die Schleimhaut mit all ihren Falten absolut keimfrei zu bekommen, das ist nämlich auch gar nicht das Ziel. Neben den ungesunden Ernährungsgewohnheiten und den damit verbundenen ungünstigen chemischen Bedingungen ist einer der vornehmlichen Gründe, warum sich unser Organismus so schwertut, eine gesunde Besiedelung mit Kleinstlebewesen aufrecht zu erhalten, die Tatsache, dass er kaum noch mit guten Keimen in Berührung kommt. Wie im Zusammenhang mit dem Vitamin B12 bereits erwähnt, holen wir unsere Nahrung längst nicht mehr direkt aus der Natur, sondern sogar das Obst und Gemüse ist aus dem Supermarkt, und es wurde mit Pestiziden behandelt, intensiv gewaschen und vielleicht sogar begast. Alles andere, was wir zu kaufen bekommen, wurde sehr stark erhitzt, damit es länger haltbar ist. Demzufolge ist es eigentlich gar nicht mehr legitim, Lebensmittel dazu zu sagen, denn von Lebendigkeit ist da nicht mehr viel übrig. In unseren Wohnungen ist es penibel sauber, und in den diversen Putzmitteln sind auch dann viele keimtötende Stoffe enthalten, wenn es sich nicht explizit um die bekannte Marke handelt, die auch damit wirbt, dass sie alles abtötet. Das Problem ist, dass überall dort, wo ein keimfreier Raum geschaffen wurde, sich die krankmachenden Erreger wesentlich schneller wieder ansiedeln können als die lebensfördernden. Dies wäre übrigens ein weiteres Argument, das gegen Antibiotikabehandlungen spricht, weil hier nämlich genau das gleiche Prinzip greift. Die Medikamente töten natürlich nicht nur selektiv die schlechten Keime, sondern auch die guten, und machen das System um einiges anfälliger für die nächste Infektion. Die absolute Expertin in Sachen Bakterien, Dr. Anne Katharina Zschocke, deren Bücher ich nur empfehlen kann, sagt, dass es wesentlich sinnvoller wäre, in Krankenhäusern Effektive Mikroorganismen zu versprühen, anstatt zu desinfizieren. Dass es schlauer ist, Wunden mit Wasser zu spülen, anstatt mit scharfen Lösungen keimfrei machen zu wollen und das Gewebe zusätzlich zu schädigen, wird mittlerweile sogar an der Uni gelehrt, obwohl man sich dort für gewöhnlich unbelehrbar zeigt.

Eine weitere Aussage von Frau Zschocke hat mich übrigens ganz besonders fasziniert. Sie ist der Meinung, dass die Kommunikation zwischen den Bakterien so gut funktioniert, dass sie nicht nur auf die Bewohner innerhalb eines Wirtsorganismus beschränkt ist. Mit anderen Worten ausgedrückt heißt das, dass es sich auch auf Ihre Darmflora auswirken könnte, wenn Ihr Nachbar Antibiotika einnimmt. Doch das nur am Rande, wenn Sie sich näher für diese Thematik interessieren, kann ich Ihnen wirklich nur empfehlen, sich mit den Büchern von Dr. Zschocke auseinanderzusetzen. Ganz besonders ans Herz legen möchte ich Ihnen aber ihr Werk über die Effektiven Mikroorganismen: *„EM kompakt"*.

Der Einsatz von Effektiven Mikroorganismen ist heilsam

Effektive Mikroorganismen (EM) sind lebensfördernde Keime in einer Nährlösung, die man sehr vielseitig einsetzen kann. Ich verwende sie zum Beispiel zum Blumengießen oder auch zum Putzen. Wenn etwas am Verfaulen ist, kann eine Behandlung mit EM Wunder wirken. So habe ich damit zum Beispiel schon etliche Zimmerpflanzen retten können, die aufgrund von zu viel Gießwasser zu verfaulen drohten. Auch auf schimmligen Mauerstellen oder Holzteilen wirken sie genauso effektiv wie Schimmelspray, jedoch ganz ohne Gift und Zerstörung. Überall dort, wo es unangenehm riecht, sind Fäulniskeime am Werk, die sich zurückziehen, wenn man gute Keime zum Aufräumen hinschickt. Deshalb verwende ich die Mikroorganismen auch statt der Chemie, wenn der Abfluss einmal stinkt. All das sind Möglichkeiten, Ihre nähere Umgebung wieder zu beleben. Es ist ein guter Anfang, wie eine Art Kennenlernen, wenn man den winzigen Lebewesen zunächst einmal die Gelegenheit gibt, sich im Wohnumfeld wieder anzusiedeln. Eine Kundin berichtete mir, sie hätte ein ganz anderes Gefühl zu Hause, alles fühle sich lebendiger an. Man kann die Nährlösung mit den Keimen auch einnehmen. Natürlich sollte man sie nicht erhitzen. Doch ein Tropfen im Wasserglas oder im Salat ist sehr wertvoll für den Körper. Im Sinne einer Erstverschlimmerung kann er darauf eventuell aber auch erst vermeintlich negativ reagieren. Deswegen empfehle ich eine gemächliche

Vorgehensweise mit einer Eingewöhnungsphase über das bloße Verwenden in der Wohnung und anschließend eine ganz langsame Steigerung bei der Einnahme. Natürlich kann man auch mehrere Tropfen nehmen, doch man sollte mit einem beginnen und immer erst dann mehr nehmen, wenn man eine Dosis gut verträgt.

Es gibt zwei verschiedene Arten von Effektiven Mikroorganismen. Die einen werden als „EM 1" bezeichnet, sie enthalten die Stammlösung. Die anderen, die sogenannten „aktivierten Mikroorganismen", wurden bereits von der Stammlösung ausgehend vermehrt. Für die Einnahme wird offiziell die Stammlösung empfohlen, die etwas hochpreisiger ist, während auf den Flaschen mit den aktivierten Keimen in der Regel „Bodenhilfsstoff" oder Ähnliches zu lesen ist. In der Anwendung gibt es jedoch keinen Unterschied, und ich muss ehrlich gestehen, dass ich auch den „Bodenhilfstoff" bedenkenlos in mein Trinkwasser gebe. Lesen Sie aber bitte vorher das empfohlene Buch von Frau Zschocke, um umfassend informiert zu sein. Nachdem Effektive Mikroorganismen nicht kostspielig sind, können sie aus meiner Sicht jederzeit und auch dauerhaft genommen werden. Diverse probiotische Präparate würde ich nur nach einer Darmreinigung schlucken, denn um noch einmal auf das Bild der verschmutzten Wohnung zurückzukommen: Mir erscheint die oft erteilte Empfehlung, Probiotika zu schlucken, um allein damit vorhandene Beschwerden zu beseitigen oder den Darm zu sanieren, vergleichbar mit dem Rat an einen Messie, Raumspray zu verwenden, um den unangenehmen Geruch zu beseitigen. Dagegen ist es nach der Darmreinigung manchmal gar nicht notwendig, die Flora wieder aufzubauen. Ich teste das gerne bei meinen Klienten direkt am Körper aus und habe auch nichts dagegen, wenn der Betroffene rein nach Gefühl entscheidet. Wer sich gut fühlt, braucht nichts einzunehmen. Wer die

Besiedelung jedoch unterstützen möchte, sollte ein hochwertiges Präparat wählen. Sie finden eines, das ich gerne nehme, in der Linkliste im Leserbereich.

Eine weitere wichtige, gesundheitsfördernde Maßnahme – nicht nur im Hinblick auf Kleinstlebewesen – wäre eine möglichst naturnahe Ernährung und so viel Kontakt mit der Natur und all ihren Wesen wie möglich. Wir sind ein Teil davon, und unser Wohlbefinden hängt von einem friedlichen Miteinander mit allem, was ist, ab. Ich denke, dass es keine Wesen gibt, vor denen wir uns fürchten müssen, solange wir auf uns selbst achten und auch andere Lebensformen respektieren. Ein Grund, warum sich lebensfördernde Keime in unserer Umgebung nicht mehr wohlfühlen, ist vielleicht auch der, dass wir uns erhoben haben, uns erdreisten, zu entscheiden, was lebenswert ist und was nicht, und großzügig die Todeskeule in alle Richtungen schwingen. Wie es im Leben nunmal ist, kommt alles zurück. Wir können uns im Endeffekt nur selbst angreifen, und das tun wir gründlich. Ein Umdenken wäre mehr als angesagt.

Mikroorganismen

Weitere belastende Faktoren unserer Zeit, die uns Nährstoffe rauben

Bewegungsmangel

Im Zusammenhang mit der Insulinresistenz wurde der Bewegungsmangel schon angesprochen, er wirkt sich jedoch auch noch auf andere Weise negativ auf den Organismus aus. Aktivität verbessert die Durchblutung und damit die Versorgung sämtlicher Zellen mit allem, was sie brauchen. Sie vertieft die Atmung und steigert dadurch die Abgabe von Kohlendioxid, was dem Organismus dabei hilft, sich zu entgiften. Das Lymphsystem ist die Müllabfuhr unseres Gewebes, hat also auch maßgeblich mit der Entgiftung zu tun. Abfallstoffe, die im Stoffwechsel entstehen, werden von der Lymphflüssigkeit aus dem Zwischenzellgewebe abtransportiert und gelangen über eigene Gefäße zu einem oder mehreren Lymphknoten. Dort erfolgt eine Reinigung, bevor der milchige Saft schließlich im Bauchraum in die große Hohlvene entleert wird und die darin enthaltenen Substanzen ins Kreislaufsystem zurückgelangen. Sämtliche Vorgänge rund um diesen Prozess funktionieren umso besser, je mehr der Mensch sich regt.

Weiters stimuliert Bewegung die Verdauungsvorgänge und die Darmentleerung. Das ist der Hauptgrund, warum Hundehalter so fleißig mit ihrem Liebling Gassi gehen – er löst sich dann sehr schnell. Bleibt die Bewegung aus, trägt das zu einer längeren Verweildauer der Nahrungsmittelreste im Dickdarm bei, was wiederum zu einer Dehnung der Darmfalten führt und die Peristaltik behindert. Ein Teufelskreis beginnt. Es kommt zu Gärungsvorgängen und der Bildung von Fäulnisgasen, die Darmflora entgleist und giftige Stoffe gelangen aus dem Darm ins Blut.

Nicht zuletzt machen rhythmische Abläufe den Kopf frei, und nachweislich werden bereits bei einem kurzen Spaziergang

Stresshormone abgebaut, die sich sonst ansammeln und das Wohlbefinden beeinträchtigen können. Auch darf man nicht vergessen, dass Motorik in jeder Form die Koordination fördert und insgesamt bei weitem nicht nur die physische, sondern auch die mentale Gesundheit erhält oder dazu beiträgt, diese wiederherzustellen.

Mangel an Bewegung beeinträchtigt die Reinigungsmechanismen des Körpers und führt zur Anhäufung von Stoffwechselabfällen und Giften

Zusammenfassend kann man sagen, dass fehlende körperliche Betätigung nicht nur die natürlichen Reinigungsmechanismen des Körpers beeinträchtigt, sondern darüber hinaus auch zur Bildung von belastenden Substanzen führen kann. Generell führt jede Belastung des Organismus dazu, dass sich der Bedarf an Mineralstoffen und Vitaminen erhöht. Der Vollständigkeit halber muss auch erwähnt werden, dass Bewegung nur gesund ist, solange das Ausmaß dem Trainingszustand angepasst ist. Wie bei allem anderen kann eine Übertreibung mehr Schaden als Nutzen bringen. Sehr viel häufiger als eine körperliche Überlastung ist in unserer Gesellschaft jedoch das absolute Gegenteil. Sogar die meisten Kinder sitzen den Großteil des Tages, bei weitem nicht nur in der Schule und bei den Hausaufgaben, sondern auch in der Freizeit – vor dem Fernseher, dem Computer oder der Spielkonsole. Und während es in meiner Kindheit und Jugend völlig normal war, dass man mit dem Fahrrad oder mit dem öffentlichen Verkehrsmittel dorthin fuhr, wo man hinwollte, ist es heute ganz normal, dass Eltern den Nachwuchs direkt bis vors Schultor und zu sämtlichen nachmittäglichen

Aktivitäten kutschieren. Gerade in den letzten Jahren hat sich hier sehr viel verändert. Nachdem ich häufiger in Schulen zu tun habe, sehe ich die Auswirkungen mit eigenen Augen: Die motorischen und koordinativen Fähigkeiten der Kinder nehmen sukzessive ab, und die Sportlehrer sind gezwungen, die Anforderungen herunterzuschrauben. Einmal erzählte mir eine Lehrerin einer vierten Volksschulklasse, dass sich eine Mutter bei ihr darüber beschwert hätte, dass es keine ordentliche Turnstunde für ihre Kinder gäbe. Sie selbst hätte früher ganz tolle Sachen gemacht, wie zum Beispiel Geräteturnen. „Doch wie soll ich sie an die Geräte lassen, wenn die meisten von ihnen noch nicht einmal in der Lage sind, ein paar Schritte ordentlich rückwärts zu laufen?" Die Lehrerin war verzweifelt, und ich glaubte ihr, dass sie sich wirklich bemühte. Die Schule, an der sie unterrichtete, war auf dem Land, und die Situation in den Städten ist noch sehr viel schlimmer, weil es dort oft gar keine Gelegenheiten für die Kinder mehr gibt, draußen zu spielen. Bewegungsabläufe, die in frühen Jahren nicht eintrainiert werden, werden nur in den seltensten Fällen später noch erlernt. Aus trägen Kindern werden in der Regel keine bewegungsfreudigen Erwachsenen – ganz im Gegenteil. Viele, die sich früher gerne sportlich betätigt haben, hören damit auf, wenn der Beruf, die Familie und die damit zusammenhängenden Verpflichtungen alle Zeit und Energie beanspruchen. Ich höre oft von meinen Klienten, dass sie sich so gerne wieder sportlich betätigen würden, wenn es doch nur ihre Zeit erlauben würde. Doch je herausfordernder und erfüllter der Alltag, umso wichtiger wäre es, auf diese Art und Weise einen Ausgleich zu schaffen, weswegen ich mich immer bemühe, hier motivierend einzuwirken. Ist der innere Schweinehund erst einmal überwunden, stellt man fest, dass die Zeit für das kleine Workout überhaupt nicht fehlt – ganz im

Gegenteil, sie bewirkt, dass man anschließend umso konzentrierter und effektiver arbeitet und sogar mehr schafft als zuvor.

Wenn auch Sie sich bei ehrlicher Betrachtung zu wenig bewegen, lade ich Sie ein, ganz klein anzufangen. Wie wär´s, wenn Sie nur eine ganz kurze Runde täglich zügig gehen? Im Laufe der Zeit können Sie sich sukzessive steigern, aber die Erfahrung zeigt, dass man sehr schnell wieder ganz aufhört, wenn man sich in den ersten Tagen nach einem neuen Vorsatz übernimmt. Auch Ihrem Körper tun Sie einen weit größeren Gefallen, wenn Sie fünf Minuten täglich investieren, als einmal in der Woche eine Stunde. Ich habe mir ein kleines Trampolin zugelegt und kann das nur weiterempfehlen. Es steht neben meinem Schreibtisch, und zwischendurch springe ich immer mal wieder ein bisschen darauf herum, vor allem dann, wenn ich mich geärgert habe. Manchmal sind es nur zwei Minuten – und doch fühle ich mich anschließend besser und alles geht wieder leichter von der Hand.

Psychische Belastungen

Die meisten Leute, die ich kenne, stehen unter starker, nahezu permanenter Anspannung. Viele haben Druck im Job, kämpfen mit Geldsorgen oder in der Beziehung kriselt es. Es nicht notwendig, die vielfältigen möglichen Krisenherde aufzuzählen, weil jeder wissen wird, wovon ich spreche. Den Alltag zu bewältigen, scheint immer schwieriger zu werden – und auch das gilt nicht nur für Erwachsene, sondern bereits für Kinder und Jugendliche.

Sie wissen schon, dass jegliche Form von Stress den Nährstoffbedarf erhöht. Das liegt daran, dass der Körper Säuren produziert, wann immer wir mit Herausforderungen zu kämpfen haben. Egal, ob berufliche Überforderung oder private Probleme – der Säure-Basen-Haushalt entgleist, was sofort ausgeglichen werden muss. Die Säuren werden durch Anbindung von Mineralstoffen neutralisiert, die dem Organismus dann nicht mehr für andere Funktionen zur Verfügung stehen, und so wirken sich psychische Belastungen unmittelbar auf den Körper aus. Erfolgt kein bewusstes Eingreifen, setzt sich die Kaskade fort, denn besteht erst einmal ein Mangel, wird es immer schwerer, künftige Säureschübe auszugleichen. Das chemische Milieu wird insgesamt saurer, und als erstes reagieren die empfindlichen Nervenzellen gereizt. Dadurch steigt die innere Anspannung, noch mehr Säuren werden produziert und so weiter und so weiter. Parallel dazu werden die Mineralstoffspeicher des Körpers, wie Knochen, Knorpel und Zähne, entleert, was sich früher oder später auch in diversen Symptomatiken zeigen wird.

Doch wie könnte ein aktives Eingreifen aussehen?

Auch wenn man auf den ersten Blick manchen Belastungen gar nicht ausweichen kann, so ist bei genauerer Überprüfung oft sehr viel mehr möglich, als man zunächst glaubt. Nur wer eine Lösung für möglich hält und auch danach sucht, wird eine finden. Wichtig ist dann, dass man sich gedanklich nicht am Problem festbeißt, sondern sich eingehend überlegt, wie man sich die herausfordernde Situation stattdessen wünschen würde. Erstaunlicherweise bekommt man dann in der Regel sehr schnelle erste Ideen, wie man sich dem neuen Ziel annähern könnte.

Vielleicht stellt man auch fest, dass eigentlich alles so bleiben könnte, wie es ist, wenn man es nur selbst gelassener nehmen würde. Oder man muss sich eingestehen, dass eine Veränderung absolut unmöglich ist. Dann sollte man die eigene Haltung überarbeiten, die häufigsten Gedanken herausfiltern und konsequent so umformulieren, dass positive Gefühle daraus resultieren können. Weil unser Lebensgefühl und unser Verhalten aus unseren Denkgewohnheiten resultiert, beschreibe ich in meinem Buch *„Gesundheit ist Kopfsache – Aktiviere deinen inneren Arzt"** sehr ausführlich, wie man ohne viel Aufwand – mit ganz kleinen pragmatischen Übungen mitten im Alltag – Glück und Gesundheit wieder selbst in die Hand nehmen kann.

Ebenso hilfreich ist es, auch auf der materiellen Ebene anzusetzen und die Negativspirale dort zu unterbrechen. Sorgen Sie dafür, dass die aus der Belastung resultierende Übersäuerung nicht allein durch die körpereigenen Ressourcen ausgeglichen werden muss. Hier wirken zum Beispiel regelmäßige basische Voll- oder Fußbäder Wunder. Sie ziehen die sauren Stoffe direkt aus dem Gewebe ins Badewasser ab und bewirken eine sofort spürbare Erleichterung. Wie Sie ausführlich und dennoch ganz natürlich entgiften, habe ich in meinem Buch *„Natürliches Entgiften – Freiheit für Körper, Geist und Seele"** beschrieben. Damit Sie sich aber sofort selbst helfen können, nachfolgend eine kurze Beschreibung des Basenbads.

Basenbad

Für die Durchführung eignen sich sogenannte basische Badesalze, wie sie zum Beispiel die Firma Jentschura* vertreibt. Sie bestehen in der Regel aus natürlichem, schonend abgebautem Steinsalz, das durch pulverisierte Edelsteine noch basischer gemacht und mit zusätzlichen Mineralien durchsetzt wurde. Ersatzweise werden manchmal auch Meersalz, Natron oder Baking Soda verwendet, die Wirkung ist jedoch nicht die gleiche. Meersalz ist deutlich weniger basisch, sodass eine geringere Ausscheidung erfolgt. Natron und Baking Soda sind erstens keine Naturprodukte, sondern wurden chemisch hergestellt, und zweitens setzt der sogenannte osmotische Zug – die chemische Anziehungskraft, die die Säuren in das Badewasser zieht – wesentlich später ein, sodass Sie deutlich länger baden müssen, um einen ähnlichen Effekt zu erzielen.

Für ein Vollbad in einer Wanne normaler Größe verwenden Sie drei bis vier Esslöffel des Salzes.

Die Wassertemperatur sollte maximal 38 Grad betragen, kann im Sommer aber gerne auch etwas kühler sein. Die Mindestbadedauer sollte bei etwa 40 Minuten liegen, denn die Schlackenstoffe müssen zunächst mobilisiert werden, und die Ausscheidung beginnt erst nach circa 20 Minuten. Sehr gerne können Sie Ihr Bad aber auch auf mehrere Stunden ausdehnen, Sie erzielen damit einen besonders gründlichen und tiefgehenden Effekt. Wenn das Wasser zu stark auskühlt, füllen Sie warmes Wasser nach, und entscheiden Sie nach Gefühl, ob es sinnvoll ist, auch ein wenig vom Salz nachzudosieren. Bitte duschen Sie sich nicht ab, bevor Sie die Wanne verlassen, und cremen Sie sich nach Möglichkeit auch nicht ein, dann bleibt Ihre Haut noch eine Weile schön basisch und Ihr Körper kann noch nachentgiften.

Wie oft Sie sich einer solchen Anwendung unterziehen, bleibt ganz Ihnen überlassen. Einmal im Monat ist besser als gar nicht, doch je öfter, umso besser, und umso schneller werden Sie von den Auswirkungen profitieren. Sehr viele Menschen bemerken schon unmittelbar beim ersten Mal, dass Sie sich angenehm entspannt fühlen, die Haut weich ist und sie verstärkt Wasser lassen müssen, weil der Körper die Flüssigkeit loslassen kann, die er zur Verdünnung der Säuren zurückgehalten hat.

Die tägliche Flut an Giftstoffen

Selbstverständlich bildet auch die Aufnahme diverser Giftstoffe einen Belastungsfaktor, der den Bedarf an Mikronährstoffen eklatant erhöht. Nachdem wir in einer Welt leben, in der es nicht gelingen wird, sämtlichen giftigen Substanzen vollständig aus dem Weg zu gehen, sollte man sich nicht verrückt machen. Permanente Angst schadet mit Sicherheit am allermeisten. Dennoch gibt es viele einfache Möglichkeiten, durch Bewusstsein und eine Änderung der Lebensgewohnheiten die Belastung eklatant zu verringern, ohne auf etwas verzichten zu müssen. Ich bin dafür, das zu ändern, was man leicht ändern kann oder will, und sich über das, wozu man sich bewusst entscheidet oder auf das man einfach keinen Einfluss hat, möglichst wenig Gedanken zu machen. Ich frage sicher nicht nach der Wasserqualität, bevor ich irgendwo in Mitteleuropa den Hahn aufdrehe, um etwas zu trinken. Ich habe noch nicht einmal die Werte meines eigenen Hofbrunnens untersuchen lassen. Ich mache mir keine Gedanken über Chemtrails, weil mir umgehend übel wird, wenn ich mich mit solchen Themen befasse, und weil die Hoffnung zuletzt stirbt, dass das alles gar nicht wahr ist oder zumindest bei uns auf dem Land nichts versprüht wird. Und – da bin ich ganz ehrlich – ich habe auch noch Amalgamplomben im Mund, die da schon seit 35 Jahren sind, weil es mir nie stimmig erschien, sie entfernen zu lassen. Das heißt keineswegs, dass ich das so auch anderen raten würde. Ich finde, Derartiges sollte immer individuell entschieden werden. In meinem Fall habe ich das absolute Gefühl, dass sich mein Körper sehr gut damit arrangiert hat, ich habe nachweislich keine Schwermetallbelastungen und ich möchte keine schlafenden Hunde wecken. Allerdings verzichte ich nahezu vollständig auf industriell gefertigte Lebensmittel, auf gängige Kosmetikartikel und jede Form von Medikamenten. Und in allen drei Bereichen komme ich ursprünglich von der absolut entgegengesetzten Seite: Ich habe mich lange Zeit von Fastfood, Fertiggerichten und Limonadengetränken ernährt, hatte stets einen Kaugummi im Mund, das Deo und den Lippenbalsam in der Handtasche, und wenn ich mich morgens nicht am ganzen Körper eingecremt hätte, hätte ich es gar nicht ausgehalten. Pro Tag habe ich im Schnitt vier Kopfschmerztabletten konsumiert, nahm lange Jahre Herzmedikamente, Präparate, die mir meine schweren Darmentzündungen hätten lindern sollen, und phasenweise sogar Psychopharmaka. Wenn ich mir einen Schnupfen einfing, nahm ich Antibiotika, weil mein Hausarzt mir sagte, alles andere sei bei meinem angeborenen Herzfehler lebensgefährlich. Hustensaft und Halstabletten schluckte ich sowieso. Besonders oft kam auch die Schmerzsalbe zum Einsatz, wenn ich mich mal wieder verrissen hatte oder vom Pferd gefallen war. Ich sagte ihn mindestens genauso häufig, wie ich ihn heute höre – den Satz: „Ich muss das nehmen." Mittlerweile rate ich meinen Klienten, es so auszudrücken: „Ich habe mich entschieden, das zu nehmen." Denn wer sollte einem diesbezüglich etwas vorschreiben? Der Arzt kann bestenfalls eine Empfehlung abgeben, aber über Ihren Körper entscheiden immer noch Sie selbst.

Sagen Sie nicht: „Ich muss."
Sagen Sie lieber: „Ich habe mich entschieden."

Wer ganz ehrlich zu sich selbst ist, könnte sogar noch ergänzen und sagen: „Ich habe mich entschieden, das zu nehmen, weil das sehr viel bequemer ist, als mich auf nachhaltige Weise damit auseinanderzusetzen."

Jedenfalls sind das drei Wege, auf denen sehr viele Toxine in unseren Körper gelangen: Über die Nahrung, über unsere Haut und über pharmazeutische Präparate. Das, was wir einatmen, möchte ich außen vorlassen, weil die Wenigsten von uns es in irgendeiner Art beeinflussen können – abgesehen von der Atemluft innerhalb unseres Wohnraumes, die Sie sich hoffentlich nicht durch Duftkerzen oder gar Raumsprays selbst vergiften.

Es würde den Rahmen des Buches sprengen, die unzähligen Stoffe aufzuzählen, die unserer Nahrung beigemengt werden, obwohl sie alles andere als gesundheitsfördernd sind. Vieles, was es im Supermarkt zu kaufen gibt, besteht ohnehin in der Hauptsache aus Zucker und Transfetten. Weil das aber noch nicht reicht, gibt man noch kräftig Farb-, Geschmacks- und Konservierungsmittel hinzu, teilweise mit ganz offiziell hoch krebserregender Wirkung. Einer der bekanntesten Zusatzstoffe ist wohl das Glutamat, das vor allem Fertiggerichten zugesetzt wird und ein starkes Nervengift ist. Auch der Zuckerersatzstoff Aspartam ist bekanntermaßen hochgradig kanzerogen und wird nichtsdestotrotz fleißig eingesetzt. Interessant ist vielleicht auch zu wissen, dass in Getränken Substanzen nicht deklariert werden müssen, die weniger als ein Prozent des Gesamtprodukts ausmachen. Die Hersteller haben hier also ziemlich freie Hand, denn es gibt auch keine Beschränkungen im Hinblick darauf, wie viele Stoffe hinzugefügt werden dürfen, die aufgrund der kleinen Menge unerwähnt bleiben. Bei Nahrungsmitteln gilt keine Kennzeichnungspflicht für Stoffe, die bereits über eine Zutat hineingelangen und die keine Auswirkung auf die Weiterverarbeitung haben. Ist es nicht reizend, dass das entscheidende Kriterium hier die Technologie, der gesundheitliche Effekt jedoch völlig unerheblich ist?

Unzählige Substanzen, die Sie ebenfalls niemals auf der Zutatenliste finden werden, gelangen zudem über die Verpackung in das Produkt, wie zum Beispiel Schwermetalle aus Dosen oder das unter anderem Unfruchtbarkeit auslösende Bisphenol, das als Weichmacher in Plastikumhüllungen zum Einsatz kommt.

Die Haut kann viele Stoffe genauso gut aufnehmen wie unser Verdauungstrakt

Bei den Kosmetika ist die Lage ebenfalls haarsträubend, und der Verbraucher legt auf diesem Gebiet bei seiner Auswahl noch weniger Bewusstsein an den Tag, als das bei den Nahrungsmitteln der Fall ist. Man vergisst auch gerne, dass die Aufnahme über die Haut teilweise genauso gut funktioniert wie über den Verdauungskanal.

Am Beispiel der Sonnencreme habe ich bereits erläutert, dass oft nicht einmal das gesund ist, was wir mit der Verwendung des Produkts tatsächlich erreichen wollen. Es erscheint ja auch so logisch, dass es günstiger ist, keinen Sonnenbrand zu bekommen. Dass man damit die Krebswahrscheinlichkeit erst richtig erhöht und darüber hinaus die Vitamin D-Bildung unterbindet, da muss man erstmal draufkommen. Ähnliches gilt für sämtliche andere Cremes. Das Glycerin, das dafür verantwortlich ist, dass die Haut so schön geschmeidig wird, holt die Feuchtigkeit aus tieferen Schichten an die Oberfläche, wodurch es im Laufe der Zeit nur zu einer Austrocknung kommen kann. Für alle Cremes, aber auch für andere Produkte, gilt außerdem: Je öfter man sie verwendet, umso öfter braucht man sie. Es entsteht eine Abhängigkeit, weil der Körper die Fähigkeit der Selbstregulation völlig einbüßt. Das Deodorant soll das Schwitzen unterbinden, weil das einfach nicht gut riecht und auch die feuchten Flecken auf der Kleidung höchst unschön aussehen. Wer denkt da schon daran, dass jede Form der Ausscheidung für den Körper wichtig ist und Schlackenstoffe im Gewebe verbleiben, wenn sie ausbleibt? Dass die Unterdrückung nur mit hochgiftigen Aluminiumsalzen gelingt, die einen erheblichen Anteil an der stetig steigenden Brustkrebsrate haben sowie die Blut-Hirn-Schranke überwinden und das Zentralnervensystem massiv schädigen können, spricht sich zwar langsam herum, trotzdem kenne ich nach wie vor nur Wenige, die wirklich die Finger davon lassen. Nach der jahrelangen Verklebung der Poren kann es beim plötzlichen Weglassen nämlich dazu kommen, dass der Körper einiges nachzuholen hat, und das muss man sich erstmal leisten können, wenn man beruflich unter Leute muss. Es empfiehlt sich dann, den Gesamtorganismus gründlich zu entgiften, damit den angestauten Stoffen auch andere Türen als nur die über die Achsel geöffnet werden. Auch in Shampoos sind einige Substanzen enthalten, die ins Gehirn vordringen können. Ihr Weg dorthin – über die Augen – ist dabei noch sehr viel kürzer als der der Aluminiumsalze. Da kann man froh sein, dass es ziemlich schmerzhaft ist, beim Haarewaschen etwas in die Augen zu bekommen, sodass man demzufolge aufpassen wird, dass das nicht passiert. Der Schmerz motiviert uns also dazu, besser auf uns zu achten. Doch nicht nur das, er ruft auch Immunzellen herbei und löst Abwehrreaktionen aus, die den Schaden möglichst klein halten. Ganz anders jedoch im Babyshampoo. Hier wurde nicht etwa darauf verzichtet, Stoffe beizugeben, die eine solche Immunreaktion auslösen, es wurden lediglich Lokalanästhetika – mit anderen Worten Betäubungsmittel – hinzugefügt, um den Schmerz zu unterdrücken. Und nicht zu vergessen: Die Fluoride, die nach wie vor in jeder gängigen Zahnpasta zu finden sind, weil sie angeblich den Zahnschmelz härten. In Wahrheit entmineralisieren sie die Zähne sogar und führen längerfristig zu Herzschwäche.

Schon bei diesen wenigen Beispielen könnte einem ganz schlecht werden, doch wir haben damit kaum die Spitze des Eisbergs umrissen.

Nicht einmal die Hersteller der Produkte selbst wissen, wie sich die verschiedenen Inhaltsstoffe wirklich auswirken, vor allem auf lange Dauer. Durchgeführte Tierversuche geben nur kurzfristige Ergebnisse wieder, sind ethisch und moralisch absolut unvertretbar und wir können bei weitem nicht in jedem Fall davon ausgehen, dass der Organismus einer Ratte oder eines Kaninchens genauso reagiert wie der menschliche.

Es gibt für mich deshalb ganz klar nur einen Weg, um unkalkulierbare Schäden zu vermeiden: Der bestmögliche Verzicht auf industrielle Produkte.

Wie kann eine Umstellung gelingen?

Das ist gar nicht so schwer, wie es sich zunächst anhört, auch wenn es natürlich einer gewissen Umgewöhnung bedarf. Nachdem wir über natürliche Ernährung noch ausführlich sprechen werden, möchte ich hier hauptsächlich auf Alternativen für die wichtigsten Kosmetikprodukte eingehen. Ich beginne von hinten, nämlich mit der Zahnpasta. Wenn man bereit ist, etwa den doppelten Preis zu bezahlen, den man für eine herkömmliche Paste aus dem Supermarkt investiert, findet man im Reformhaus oder im Internet schon etliche vernünftige Alternativen. Meine persönliche Lieblingszahncreme, die ayurvedische *Auromere**, finden Sie in der Linkliste im Leserbereich. Relativ leicht kann man sich auch aus Natron, Kokosöl und – wenn man möchte – etwas Minzöl selbst ganz leicht etwas mischen. Außerdem empfehle ich grundsätzlich, sich auch bei jedem Zähneputzen mit basischem Wasser – also Leitungswasser, in dem etwas basisches

Badesalz aufgelöst wurde – mit einer Spritze ohne Nadel und leichtem Druck die Zahnzwischenräume zu spülen.

Für das Waschen des Körpers ist wohl ganz gewöhnliche Kernseife das Einfachste und Beste. In Sachen Shampoo ist es ein wenig komplizierter und kommt ganz auf den Haartyp und die Haarlänge an. Meine Klienten berichten mir von ziemlich vielen unterschiedlichen Varianten: Bei kurzen Haaren kommen viele mit Kernseife oder auch Natron gut zurecht. Natron empfiehlt sich für die Umstellungszeit generell, weil es den Silikonpanzer aufbricht, den herkömmliche Shampoos gebildet haben. Bei langen Haaren werden gute Erfahrungen mit einer Kombination aus Roggenmehl und anschließend verdünntem Apfelessig gemacht. Und einige haben sogar die Umstellung auf reines Wasser geschafft. Jedenfalls empfehle ich bei langem Haar nach jeder Wäsche eine kurze Spülung mit verdünntem Apfelessig, damit die Haare nicht strohig werden, und am besten tägliches, ausführliches Bürsten. Gelegentlich kann man auch eine Kurpackung aus Kokos- oder Olivenöl einwirken lassen. Ansonsten eignen sich die beiden Öle natürlich auch vorzüglich als Körperlotion.

Als Deodorant verwende ich lediglich ein wenig in Wasser aufgelöstes Natron, das ich im Sommer auch gerne in einer kleinen verschraubbaren Glasdose in meiner Handtasche mit dabei habe und mir unter die Achseln tupfe. An dieser Stelle möchte ich auch noch einmal erwähnen, dass das Schwitzen im entschlackten Zustand nach Menge und Geruch nicht einmal ansatzweise mit dem mithalten kann, was da herauskommt, wenn man so richtig schön verschlackt ist. Ich würde also unbedingt empfehlen, die Umstellung von chemischer auf natürliche Körperpflege durch eine Reinigungskur zu unterstützen und dem Organismus auch weiterhin von Zeit zu Zeit die Gelegenheit zu geben, Stoffe auszuscheiden, die er nicht mehr braucht.

Ich halte es zum Beispiel so, dass ich regelmäßig basisch bade, nach sportlicher Betätigung ein basisches Fußbad nehme und ein bis zweimal im Jahr eine Darm- und eine direkt angeschlossene Leberreinigung durchführe. So bin ich nicht nur stets fit, ich habe auch ein schönes Hautbild, und es gibt kein einziges Produkt, das ich früher verwendet habe, das ich heute vermissen würde.

Medikamente meide ich deswegen gänzlich, weil ich der Meinung bin, dass sie in der Regel das Symptom nur vorübergehend maskieren oder unterdrücken, jedoch keine echte Heilung auslösen. Die Ursache bleibt dabei leider nicht immer unberührt, wie es oft heißt, sondern sehr oft wird sie sogar verschlimmert. Hinter dieser Ansicht, die sich bei mir über viele Jahre entwickelt hat, in denen ich beständig in Theorie und Praxis geforscht habe, steckt die Grundhaltung, dass der Körper nicht einfach nur verrücktspielt. Selbst mit der unangenehmsten Reaktion verfolgt er einen wichtigen Zweck. Zum Beispiel erfolgt eine Erhöhung des Blutdrucks, weil dem Gehirn gemeldet wird, dass es Bereiche gibt, die nicht gut versorgt werden. Wird die Erhöhung medikamentös unterdrückt, werden die unterversorgten Areale sukzessive immer größer und irgendwann kommt es zu schlimmeren Beschwerden. Abgesehen davon wird der Organismus beständig weiter versuchen, die geplante Regulation doch noch durchzusetzen, weshalb man typischerweise im Laufe der Zeit die Dosis eines jeden Medikaments ständig erhöhen muss. So ein Pech aber auch für die Hersteller. Denken Sie nur an Schmerztabletten, die sehr schnell Erleichterung bringen, dann aber immer öfter zum Einsatz kommen, Antibiotika, Hormonpräparate und so weiter und so fort. Sollte etwas, was wirklich wirkt, nicht nach einer gewissen Zeit überhaupt nicht mehr benötigt werden?

Natürlich gibt es auch Präparate, die einfach genommen werden müssen. Aus meiner Sicht aber nur dann, wenn schwerwiegende und irreversible chirurgische Eingriffe in das System erfolgt sind, wie zum Beispiel eine Organtransplantation oder eine Schilddrüsenentfernung. Selbst in diesen Fällen kann aber manchmal bei sehr gesunder Lebensweise die Dosis reduziert werden.

Medikamente nicht einfach absetzen

Das bedeutet nicht, dass ich Ihnen hiermit dazu rate, die Pharmazeutika, die Ihnen von Ihrem Arzt verordnet wurden und die Sie womöglich schon jahrelang nehmen, einfach abzusetzen. Das kommt natürlich überhaupt nicht in Frage und kann lebensgefährlich sein. Die meisten Präparate müssen ausgeschlichen werden, wobei der Arzt optimalerweise begleiten sollte. Dadurch wird dem Körper die Gelegenheit gegeben, sich langsam an die Umstellung zu gewöhnen, da aufgrund der Mittel diverse eigene Regulationsmechanismen des Organismus ausgeblieben sind – teilweise für sehr lange Zeit. Ich bin überhaupt dafür, jede Art der Veränderung gemächlich durchzuführen, denn für mich gehört es zum Heilungsprozess dazu, eingefahrene Muster zu durchbrechen, die womöglich dazu beigetragen haben, dass man überhaupt erst in Schwierigkeiten gekommen ist. Zu viel auf einmal zu wollen, dabei in blinden Aktionismus zu verfallen, sich dann aber bereits nach wenigen Tagen überfordert zu fühlen und gänzlich in die alten Gewohnheiten zurückzurutschen, ist eine weit verbreitete, nichtsdestotrotz aber ziemlich sinnlose Herangehensweise, die man bei der Gelegenheit gleich hinter sich lassen darf.

So würde ich Ihnen absolut dazu raten, zunächst einmal die Dinge wegzulassen, auf die sie ganz leicht verzichten können, und sich dann Schritt für Schritt zu steigern. Besonders lieb gewonnene Angewohnheiten muss man nicht von heute auf morgen ganz bleiben lassen. So habe ich mich zum Beispiel zunächst nur dann auf mein Natron-Deo verlassen, wenn ich keine Termine hatte, und die Körperlotion habe ich im ersten Jahr meiner Umstellung immer mal wieder zwischendurch verwendet, am Anfang sogar noch jeden zweiten Tag, sonst wäre ich wahrscheinlich vor lauter Jucken verrückt geworden. Ich lade Sie ein, sich einfach auszuprobieren und sich keine allzu starren Regeln aufzustellen. Die Erfahrung zeigt: Wer in kleinen Schritten beständig in eine Richtung marschiert, kommt viel weiter als diejenigen, die gleich am Start Vollgas geben. Das ist im Leben nicht anders als im Sport.

Einen letzten Tipp im Zusammenhang mit den diversen Giftstoffen möchte ich noch mit Ihnen teilen: Neben vielen Kräutern, die vor allem im Frühling stark ausleitende Eigenschaften haben, greife ich vor allem in der kalten Jahreszeit, wenn weniger frische Kost verfügbar ist, immer mal wieder gerne zu Zeolith* beziehungsweise Klinoptilolith. Das ist fein vermahlene Mineralerde mit der wunderbaren Eigenschaft, Säuren, Schwermetalle, giftige Ausscheidungen von Pilzen und Bakterien sowie vieles andere an sich zu binden und auszuleiten. Viele meiner Kollegen schlucken es selbst dauerhaft, weil sie der Meinung sind, dass das in der heutigen Zeit mit all ihren Belastungen nicht schaden kann. Schließlich handelt es sich dabei ja auch um ein rein natürliches Produkt. Ich nehme davon immer mal wieder für eine Zeit lang einen Teelöffel am Tag, rate aber auch hier wieder dazu, erst einmal mit ganz wenig zu beginnen. Von einer Einnahme abraten würde ich Menschen, die unter Verstopfung leiden. Es hilft ja nichts, wenn das Zeolith die ganzen Toxine bindet, sie den Körper dann aber nicht verlassen können. Im Zusammenhang mit Darmspülungen bildet die Substanz dagegen eine besonders gute Ergänzung.

Weitere belastende Faktoren unserer Zeit, die uns Nährstoffe rauben

TEIL II:
AUF DER SUCHE NACH LÖSUNGEN

Wie kann eine gesunde Ernährung aussehen?

Immer wieder gibt es in Bezug auf die Ernährung gewisse Modetrends, wie derzeit die Paleo- oder Low-Carb-Welle. Ein Abebben erfolgt dann unter anderem, weil sich längerfristig zeigt, dass der Trend auch negative Effekte hat. So mehren sich gerade auf YouTube die Erfahrungsberichte der Ersten, die schon seit vielen Jahren Low-Carb betreiben und jetzt die gesundheitlichen Auswirkungen zu spüren bekommen. Ich bin der Meinung, dass das Rad nicht neu erfunden werden muss, eine wirklich gesunde Form der Ernährung hat sich längst bewährt. Unsere Vorfahren haben über Jahrtausende das gegessen, was uns auch heute noch guttun würde. Nicht weil sie sich bewusst dazu entschieden hätten, sondern weil es ihnen die Natur so vorgegeben hat. Sie haben das konsumiert, was zu einer bestimmten Zeit natürlich gewachsen ist oder sich am besten anbauen ließ. Und mit dem, was man gut lagern und konservieren konnte, kam man über den Winter. Seit jeher gab es eine Art Ernährungspyramide. Die absolute Grundlage bildeten die sogenannten Stapelpflanzen, nämlich die diversen Brotgetreide – von ihnen wurde das meiste verzehrt. Dann folgten die Wurzelgemüse wie verschiedene Rüben, später kam dann auch die Kartoffel dazu. Es folgten andere Gemüsesorten wie die Kohlarten und Blattgemüse, dann natürlich die Früchte, und die Spitze der Pyramide bildeten Tee- und Gewürzkräuter. Fleisch und tierische Produkte waren nur sehr begrenzt und hauptsächlich für die Oberschicht zugänglich, ebenso wie Salz oder Zucker. Schon im Mittelalter waren deshalb Zivilisationskrankheiten wie Bluthochdruck oder Gicht hauptsächlich unter den besser Gestellten verbreitet, die Armen hatten jedoch aufgrund der harten Arbeit und der insgesamt schwierigeren Lebensbedingungen dennoch eine niedrigere Lebenserwartung. Noch heute ist es teilweise so, dass der Mensch dazu neigt, sich – zur

Untermalung eines gewissen gesellschaftlichen Status – vom Einfachen und Natürlichen abgrenzen zu wollen und sich dabei selbst zu schaden. Wer dagegen das Natürliche sucht, hat es gar nicht mehr so einfach.

Mein Mann und ich haben das riesen Glück, mit eineinhalb Hektar Grund um uns herum auf einem Bauernhof außerhalb des Dorfverbandes zu leben. Auch jenseits unserer Grundstücksgrenzen befinden sich nur Äcker, und dennoch sind wir nicht davor gefeit, dass der Nachbarbauer bei der Düngung seiner Felder unser angebautes Gemüse mitdüngt und dass sämtliche eingesetzten Mittel sich auch in unserem Brunnenwasser finden. Doch wir sind nicht hierhergezogen, um das Haar in der Suppe zu suchen. Es macht uns glücklich, für unsere Gesundheit zu tun, was wir können, wieder Bezug zu haben, zu dem was wir essen, und wieder die Erfahrung zu machen, dass uns unser Körper sagt, was er heute braucht. Denn, wie ich schon mehrfach erwähnt habe, eigentlich sagt es bereits sehr viel aus, dass man sich überhaupt darüber unterhalten muss, was eine gesunde Ernährung ausmacht. Wir haben das Gespür für unseren Körper verloren und können uns aufgrund diverser Degenerationserscheinungen ja tatsächlich nicht mehr auf sein Urteil verlassen, weil er uns in der Regel recht verlässlich zum Schokoriegel und zum Wiener Schnitzel führt, wenn die Auswahl zwischen derartigen Leckereien und dem Brennnesselspinat besteht. Mental suchen wir unser Wohl und unsere Sicherheit lieber in Regeln von außen, anstatt selbst Entscheidungen zu treffen und anschließend die Verantwortung dafür zu übernehmen. Wir trauen uns selbst nichts mehr zu, sind von Ängsten zerfressen und fürchten uns zudem meist vor dem Falschen. Wenn ich jemandem rate, Einläufe zu machen, und der Bauch zwickt danach ein wenig, bricht nicht selten Panik aus.

Empfehle ich, frische Kräuter zu pflücken, befürchtet man, sich aufgrund von Verwechslungen zu vergiften. Den Beeren aus der Tiefkühltruhe traut man mehr als denen vom Strauch, und das Wasser aus dem Bach würde man nie trinken, während man sich bei dem aus der Plastikflasche absolut sicher wähnt.

Ich denke so gerne zurück an die Zeit mit meinen Großeltern auf dem uralten Bauernhof im Tennengau. Das war noch richtig heile Welt. Klo auf der Tenne, waschen im eiskalten Wasser aus dem Brunnen vor dem Haus, kochen auf dem Holzofen und den ganzen Tag draußen sein. Wir haben das getan, was die Natur vorgegeben hat. Mal war das Heu zu machen und mal die Vogelbeeren zu ernten und auszulösen. Wenn schlechtes Wetter kam, haben sich die Kühe am Gatter gleich bei unserem Haus gesammelt, weil sie nach Hause wollten. Das war eine meiner größten Freuden, weil ich sie dann füttern und streicheln konnte. Wenn es keine Arbeit gab, sind wir gewandert und mein Opa hat mir die vielen Pflanzen erklärt, am Abend haben wir gemeinsam gesungen, gelesen oder Gesellschaftsspiele gespielt.

Damals habe ich mir immer gedacht, dass diejenigen, die das ganze Jahr über in so einem Bergbauernhof wohnen, wohl die glücklichsten Menschen der Welt sein müssen. Es war für mich immer traurig, am Ende der Ferien zurück in die „Zivilisation" zu kommen.

Wie anders schaut da die Freizeit der heutigen Kinder aus? Und auch solche Erwachsenen wie meine Großeltern gibt es mittlerweile so gut wie nicht mehr. Sie hatten kein leichtes Leben, aber Depressionen kannten sie keine.

Was ist eigentlich genau der Unterschied zwischen damals und heute?

Was fehlt uns in diesen Zeiten manchmal so schmerzlich, dass es uns krank macht und dass wir es an den absurdesten Stellen suchen?

Wahrscheinlich sind es unendlich viele Faktoren. Einer ist aber sicher das Eingebettetsein in den Gesamtzusammenhang des Lebens. Der persönliche Bezug zu allem. Man kannte seine Nachbarn und half sich gegenseitig, der Pullover war selbstgestrickt und nicht von einem fünfjährigen indischen Kind gefärbt, den Baum, mit dessen Holz man den Ofen füllte, hatte man mit eigener Kraft gefällt, und man kannte den Namen der Kuh, deren Milch man in den Kaffee gab. Auch die Namen der Pflanzen wusste man und wofür man sie verwenden konnte, wo und wann der Huflattich für den Hustentee blühte und dass Geranien vor dem Fenster die Fliegen abhalten. Dass unter dem Hollerbusch der Hausgeist wohnt und dass die Kuh mehr Milch gibt, wenn man den ersten Strahl durch den Kranz der Gundelrebe melkt.

Es war klar, wann der Mond voll wird und wie das Wetter in den nächsten Tagen sein wird.

Trotz dieser wunderbaren Erlebnisse in meiner Kindheit ist auch mir der Bezug zu ganz vielem verloren gegangen. Erst in den letzten Jahren intensiviere ich meine Beziehung zur Natur und zum Leben als Ganzes wieder, und ich habe dabei das Gefühl, selbst wieder ganz zu werden, wieder Teil eines riesigen Kreises von Lebewesen zu sein, die zusammengehören und sich gegenseitig beeinflussen. Man sagt, dass in der Umgebung eines jeden Menschen genau die Pflanzen vermehrt wachsen, die derjenige benötigt. Und noch viel unglaublicher: Wenn man den Samen einer Pflanze vor dem Säen in den Mund nimmt, sodass ein Kontakt mit den Körperflüssigkeiten hergestellt wird, stellt die Pflanze angeblich ihre Inhaltsstoffe soweit sie kann auf die Bedürfnisse genau dieses Menschen ein. Ist diese Vorstellung nicht faszinierend? Es dürfte schwer sein, diesen Zusammenhang wissenschaftlich zu beweisen, aber braucht es diese Beweise überhaupt?

Reicht es nicht aus, in uns hineinzufühlen und dort eine Antwort auf die Frage zu finden, ob es nicht gut täte, sich wieder mehr dem zuzuwenden, was uns umgibt?

Gesunde Ernährung reicht nicht aus, öffnet aber viele Türen

Eigentlich geht es also um viel mehr als nur um gesunde Ernährung. Ich spreche von einer ganzheitlich gesunden Lebensweise, die uns auf allen Ebenen heilt. Schließlich sind die körperlichen Defizite, unter denen wir leiden, nur eine Spiegelung der seelischen. Man kann es einfach nicht trennen. Sich ungesund zu ernähren bedeutet, dass man in irgendeiner Hinsicht nicht vollständig gesund ist, sonst würde man ganz automatisch auf sich achten. Um das zu verstehen, bedarf es in der heutigen Zeit eines enormen Bewusstwerdungsprozesses, weil es kaum noch jemand vorlebt und die Medien alles tun, um dieses Aufwachen zu verhindern. Bitte glauben Sie nicht, dass ich mir einbilde, bei mir wäre dieser Prozess abgeschlossen. Ich bin mittendrin und es gibt noch genügend Gelegenheiten, bei denen ich mir selbst und anderen Wesen auf verschiedenste Arten Schaden zufüge, denn natürlich leiste auch ich meinen Beitrag, zu dem, was der Mensch auf diesem Planeten anrichtet. Es geht aber auch nicht darum, perfekt zu werden, und noch viel weniger geht es um Verzicht. Ganz im Gegenteil ist dieser Weg eine unvorstellbare Bereicherung. Rückblickend kann ich sagen, dass ich zu keinem Zeitpunkt eine schwerwiegende Entscheidung getroffen habe. Oft bedarf es einfach keiner Überlegungen, sondern es ist völlig klar, welcher Schritt als nächstes zu setzen ist, weil man gar nicht anders kann. Das Thema Gesundheit hat mich von dem Moment an beschäftigt, als ich mit Anfang Dreißig nach 13 Jahren und vielen erfolglosen Versuchen, meinen Körper mit allen möglichen Tabletten und sogar Operationen wieder dazu zu bringen, zumindest einigermaßen zu funktionieren, begriff, dass ich etwas ändern musste. Ich begann damit, meine Haltung und mein Verhalten zu verändern. Jedoch kam es für mich noch lange Zeit nicht in Frage, gleichzeitig auch die körperliche Ebene durch Entgiftung und gesunde Ernährung zu unterstützen, was mittlerweile völlig selbstverständlich für mich geworden ist. Mein Argument war, dass ich mich zu dünn fand und nicht noch mehr Gewicht verlieren wollte. Tatsächlich waren erste Versuche in diese Richtung, zu denen ich mich vorübergehend von diversen Therapeuten überreden ließ, auch eher traumatisch. Ich empfand es als schweren Verzicht, zum Beispiel Süßigkeiten wegzulassen. Einmal folgte ich über drei Monate einem kinesiologisch über meine Muskeln ausgetesteten Ernährungsprogramm, bei dem ich außer selbstgemachten Buchweizenklecksen mit Schafskäse und Tomaten sowie Vollkornnudeln mit Gemüse fast nichts essen durfte. Mein Zustand verbesserte in dieser Zeit eklatant und ich nahm sogar zu, doch ich konnte es trotzdem nicht abwarten, nach Ablauf der zwölf Wochen zu meinen alten Gewohnheiten zurückzukehren. Die Zeit war noch nicht reif, nur die Limonaden und den gezuckerten Tee konnte ich nie wieder trinken. Erst ein paar Jahre später fand ich den Zugang zu den basischen Bädern und schließlich auch zur Darmreinigung. Es stellte sich für mich als unglaublich wertvolles Geschenk heraus, meinem Körper mit ganz einfachen Methoden helfen zu können. An eine Ernährungsumstellung dachte ich gar nicht, denn ich hatte keinen Leidensdruck mehr. Und dennoch passierte sie sukzessive ganz automatisch.

Wahre Veränderung geschieht in kleinen Schritten

Die umfangreichen Einblicke in die Nutztierhaltung im Rahmen meines Studiums machten es mir unmöglich, weiter Fleisch zu essen. Ich lernte meinen zweiten Mann kennen, der in seinem Garten Unmengen an Obst und Gemüse anbaute und auch noch gerne für mich kochte. Schließlich fanden wir unseren Bauernhof – mit noch mehr Platz für alte Sorten und noch mehr Kontakt zur Natur. Immer wieder lernte ich pflanzenkundige Menschen kennen, die mich tief beeindruckten, las begeistert die Bücher von Wolf Dieter Storl und begann schließlich selbst damit, ganz vorsichtig das eine oder andere Blatt im Wald abzuzupfen und zu kosten. Am Anfang konnte ich mich nur mit ganz wenigen Arten anfreunden, vieles schmeckte noch fremd, bitter oder sonst irgendwie komisch. Doch ich gewöhnte mich daran und fand es spannend, immer mehr Kontakt zu meiner Umgebung zu bekommen. Es faszinierte mich, über wie viele Pflanzen ich gar nichts wusste, die überall um mich herum wuchsen, und wie viel ich allein dadurch über sie herausfinden konnte, dass ich sie genau betrachtete und mich in sie einspürte. Schließlich knabberte ich nicht mehr nur beim Spazieren, sondern nahm einen Korb mit und brachte mir meinen Brotbelag oder meinen Salat mit nach Hause. Dann bestellte ich mir meinen ersten Smoothiemaker und begann, mir täglich größere Mengen an Wildkräutern einzuverleiben. Zusammen mit Obst, Karotten und Gurken verarbeitete ich vor allem Brennnesseln,

Giersch, verschiedene Minzarten, Beinwell, Brombeerblätter, Frauenmantel, Gundelreben, die grünen Triebe der Nadelbäume und – wegen des herben Geschmacks etwas weniger großzügig – auch Spitzwegerich, strahlenlose Kamille und Löwenzahn. Dabei verbesserte sich nicht nur mein Wohlbefinden, das ich eigentlich davor schon für gut befunden hatte, ich fühlte mich unglaublich erfüllt und glücklich dabei. Auf einmal war da das Gefühl von unerschöpflichem Reichtum. Es gab so vieles, was man nicht nur essen konnte, sondern was mich ganz offensichtlich auf eine nie gekannte Art nährte und mir auch noch schmeckte. Darüber hinaus schien ich plötzlich in einer Art Kommunikation mit den Pflanzen zu stehen. Jeden Tag war ich aufs Neue überrascht, wenn ich ganz intuitiv mal dort und mal da Blätter zupfte, dann anschließend einfach alles in meinen Smoothiemaker kippte und es jeden Tag anders, aber doch immer wieder fantastisch schmeckte. Und das, obwohl ich oft gehört hatte, dass grüne Smoothies in Wahrheit höchst gewöhnungsbedürftig seien. Mein Mann und meine Eltern waren allerdings weniger angetan von dem, was ich da zusammenmischte, offensichtlich entsprachen meine Mixturen also ganz klar meinen eigenen momentanen Bedürfnissen. Parallel dazu stellte sich von ganz allein der Wunsch in mir ein, die ungesunden Dinge wegzulassen. Schon lange vor meiner Smoothie-Phase hatte ich immer öfter auf industrielle gefertigte Nahrung verzichtet. So kaufte ich zum Beispiel keinen Käse mehr im Supermarkt, sondern nur noch Schafs- und Ziegenkäse von der Theke im Bioladen aus kleinen regionalen Betrieben. Genauso hielt ich es mit den Nudeln oder wir stellten sie gleich direkt selbst her. Die Idee, ganz vegan zu leben, habe ich übrigens bis heute nicht, allein deswegen, weil wir auf unserem Hof etwa zwanzig Hühner der verschiedensten Rassen halten. Das ist ein Hobby meines Mannes und es wäre unsinnig, deren Eier nicht zu essen. Dafür genießen die Hühner ihren Freilauf inmitten der riesigen Pferdekoppeln und sterben alle eines natürlichen Todes. Die Backwaren von der Kuchentheke im Supermarkt wurden zunächst durch selbstgemachte Süßigkeiten mit nur wenig braunem Zucker ersetzt, doch schließlich wollte ich versuchen, ganz auf Zucker zu verzichten. Ich erinnere mich gut an den Tag, an dem ich mit einer Freundin noch einmal üppig frühstücken ging. Mit bayrischen Brezen, Semmeln und süßem Gebäck hinterher, bevor ich nicht nur den Zucker und diverse Ersatzprodukte, sondern generell alle schnell verfügbaren Kohlenhydrate wegließ. Ich nahm mir damals keineswegs vor, das für immer zu tun, ich wollte einfach nur sehen, wie es mir damit gehen würde. Mittlerweile liegt das schon ziemlich lange zurück und ich habe nicht einmal darüber nachgedacht, das wieder zu ändern. Es fehlt mir einfach nicht. Sogar in meinen Smoothies ersetze ich die Geschmacksrichtung süß immer öfter durch sauer, füge statt der Banane lieber ein paar Scheiben einer Zitrone mit Schale hinzu – natürlich in Bioqualität – und mache die Erfahrung, dass dieser erfrischende Geschmack oft wohltuender ist als der süße. Später im Jahr nehme ich dann die verschiedenen Beeren aus dem Wald, die ebenfalls sehr sauer sind, mir aber immer besser schmecken. Dennoch schließe ich bis heute jede Mahlzeit mit einem kleinen Dessert, zum Beispiel mit einem Apfel, im Winter auch als Bratapfel mit Zimt. Gerne bereite ich mir auch mal einen Pfannkuchen aus Vollkornmehl und mit Wasser anstatt Milch, gefüllt mit einer gegrillten Banane oder püriertem Mus aus dem Obst unserer Tiefkühltruhe. Ganz besonders liebe ich Früchtebrote, die man bei einigen sehr besonderen Anbietern im Internet ohne Zucker und Hefe bestellen kann. Ganz selten verwende ich mittlerweile wieder ein bisschen Honig, mir war es aber wichtig, auch ihn längere Zeit zu meiden, weil ich sichergehen wollte, nicht eine Sucht durch eine andere zu ersetzen. In Sachen Brot habe ich Gott sei Dank neben dem Lebenskeimbrot noch das Essener Brot aus gekeimtem Getreide und ohne Hefe entdeckt, das ich auch nicht mehr missen möchte. Wenn wir eingeladen sind und es nur helles Brot gibt, habe ich das Gefühl, Luft zu essen. Oft ist mir ganz komisch danach. Wenn es nur um eine Mahlzeit geht, drücke ich beide Augen zu und esse es trotzdem, aber wenn ich über Nacht wegbleibe, ist mein Brot mit im Gepäck. Auf die Scheiben oben drauf kommen im Frühling die frischen Kräuter aus dem Wald, wie zum Beispiel Gänse- oder Brunnenkresse, später im Jahr die Kapuzinerkresse oder der Rucola aus dem Garten, gerne auch Gurkenscheiben, Radieschen, gehackter Schnittlauch, Frühlingszwiebel oder verschiedenste Keimsprossen. Über den Winter helfen mir das Gemüse aus dem Bioladen, diverse Kräuter aus dem Topf am Fensterbrett und selbst gezogene Sprossen. Früher war es so, dass auf dem Brot die Käsescheiben lagen und mit viel Glück noch eine Scheibe Tomate oder Gurke. Heute esse ich nur noch ab und zu ein Stück Käse dazu, das Gemüse spielt die Hauptrolle. Nach wie vor liebe ich Pizza, nur für den Teig nehme ich ebenfalls Vollkornmehl und keine Hefe mehr, als Belag bevorzuge ich Zwiebeln und Pilze. Restlos alles, was unser Garten hergibt, wird verwendet. Auch unsere Mostbirnen landen im Smoothie, und mein Mann stellt sogar unsere Suppenwürze selbst her, indem er verschiedene Gemüse und Kräuter haspelt, trocknet und in einer Kaffeemühle zu feinem Pulver reibt. In dem großen Glas landen auch die Strünke vom Brokkoli oder die Stängel von Petersilie und anderen Kräutern. Das Essen ist für uns keine Nebensache mehr, sondern zunehmend zu einem der Zentren unserer Aufmerksamkeit geworden. Liebevoll wird es angebaut, geerntet, gesammelt und zubereitet. Zu den Pflanzen, die hier mit uns leben, haben wir ebenso einen Bezug wie zu den Tieren, wenn auch einen etwas anderen. Wir wissen immer, was gerade wächst und blüht, wer sich wohlfühlt und wer gerade zu kämpfen hat, auch über unseren Garten hinaus. Dadurch schenken wir nicht nur diesen Geschöpfen Wertschätzung und Aufmerksamkeit, sondern auch uns selbst. Es tut unendlich gut, verbunden zu sein, sich gut genährt zu fühlen und zu spüren, dass von allem mehr als genug da ist. Außerdem habe ich das Gefühl, dass die Pflanzen sich darüber freuen, beachtet und geschätzt zu werden. Es hat mich sehr berührt, bei Wolf Dieter Storl zu lesen, dass er den bekannten Spruch, dass die Natur uns nicht braucht, nur wir die Natur brauchen würden, für einen ausgemachten Blödsinn hält. Er glaubt vielmehr, dass der Mensch die Fähigkeit habe, mit seiner Aufmerksamkeit die Dinge zu stärken. Das erscheint mir sehr stimmig, vor allem auch deswegen, weil man das Prinzip ja auch aus anderen Zusammenhängen kennt. Wer sich auf das Negative ausrichtet, wird mehr davon erleben, wohingegen eine dankbare und liebevolle Haltung eine wichtige Grundvoraussetzung für ein erfülltes und glückliches Leben darstellt. Warum sollte diese Gesetzmäßigkeit an der Grenze der eigenen Bedürfnisse haltmachen? Mit ziemlicher Sicherheit ist es sogar der Zweck unseres Daseins, unsere Mitgeschöpfe aller Arten zu unterstützen. Ist es da nicht wunderbar, dass das allein durch unseren Fokus geschieht?

Getrunken wird bei uns übrigens nichts als reines Wasser – und zwar in ausreichender Menge. Ich persönlich nehme es Sommer wie Winter nur heiß zu mir. So wirkt es besonders entgiftend und ich spüre viel deutlicher, wann mein Durst gestillt ist. Wenn ich mit Klienten spreche, die aufgrund eines eklatanten Wassermangels überhaupt keinen Durst mehr empfinden, rate ich immer zu heißem Wasser, weil das wesentlich leichter zu trinken ist und der Körper meist schon nach dem ersten großen Glas wieder Signale sendet, dass er mehr davon haben möchte.

Die Smoothies sehe ich als Nahrung, keinesfalls als Wasserersatz. Ich bereite sie sehr dickflüssig zu und löffle sie. Gerade wenn dabei viel Obst zum Einsatz kommt, empfiehlt sich eine langsame Aufnahme, da es sonst zu einem schnellen Blutzuckeranstieg kommen kann. Im Kohlenhydrat-Kapitel haben Sie schon gehört, dass Zucker, der getrunken wird, sehr viel schneller ins Blut gelangt, als wenn er in fester Nahrung enthalten ist. Außerdem empfiehlt es sich zum Wohle der Zähne, nach dem Genuss den Mund mit Wasser zu spülen, damit die Obstsäuren den Schmelz nicht schädigen.

Mehr Glück und Freude durch Wertschätzung

Unser Lebensmodell mag manchem vielleicht extrem erscheinen, manchem kommt es vielleicht auch vor wie ein weit entfernter Traum. Doch wir sind keine Aussteiger oder Freaks, sondern ganz normale Menschen. Wir haben beide einen Job, ich als Selbständige arbeite eher mehr als andere, statt weniger. Nebenbei renovieren wir unseren Hof und pflegen die Tiere und das große Grundstück. Wir haben lediglich einem bestimmten Bereich unseres Lebens, genaugenommen sogar einem überlebenswichtigen Bereich, eine andere Wertigkeit gegeben, wodurch sich bestimmte Dinge entwickeln konnten. Sukzessive sind wir in das Thema hineingewachsen, haben ständig dazugelernt und es immer mehr liebgewonnen. Wir fühlen uns dadurch sehr viel reicher als vorher und haben Freude mit etwas, was früher oft belastend war. Jeden Tag wieder stand diese blöde Frage im Raum: „Was sollen wir denn heute schon wieder essen?", und das Kochen war lästige Zeitverschwendung. Oft genug wurde die Mahlzeit selbst nur hinuntergewürgt oder neben dem Computer mit Blick auf den Bildschirm gegessen.

Allein das kann nicht gesund sein, ganz zu schweigen davon, wenn es sich dabei um eine Tiefkühlpizza handelt.

Eine gesunde Ernährung ist für mich also so natürlich wie möglich und demzufolge auch ganz automatisch regional, saisonal und selbst zubereitet. Jede Form von Schaden, der durch die Entstehung meiner Nahrung an anderen Wesen oder der Umwelt entsteht, wird in irgendeiner Form auf mich zurückkommen. Mit „natürlich" meine ich nicht nur naturbelassen, sondern auch artgerecht, also so, wie es meiner Biologie entspricht. Nachdem wir Menschen eindeutig Pflanzenfresser sind, sollte zumindest der weitaus größte Teil dessen, was wir zu uns nehmen, pflanzlicher Herkunft sein. Die Pflanzen sollten weder mit Pestiziden behandelt noch künstlich gedüngt worden und erst reif geerntet worden sein. Nur dann liefern sie uns nicht nur eine optimale Nährstoffzusammensetzung, sondern auch eine angemessene Portion an Lebensenergie. Jede Form von Stress, dem ein Lebewesen ausgesetzt war, wird von demjenigen aufgenommen, der es verzehrt. Das gilt für Pflanzen genauso wie für Tiere. Die meiste Kraft liefern wildgewachsene Kräuter und Früchte. Man weiß, dass Wildkräuter in etwa den 25-fachen Gehalt an sämtlichen Mikronährstoffen – also Mineralstoffen, Vitaminen und sekundären Pflanzenstoffen – enthalten wie ihre gezüchteten Kollegen. Genauso wie ein freilebender Mustang über eine ganz andere Lebenskraft und Widerstandsfähigkeit verfügt als ein in der Box gehaltenes Reitpferd, weil es Wind und Wetter trotzen, sich täglich gegen Rivalen und mögliche Fressfeinde durchsetzen und sich sein Futter selbst beschaffen muss, so wird auch ein Kraut umso stärker, je mehr verschiedenen Umwelteinflüssen es ausgesetzt ist. Im Abschnitt über die sekundären Pflanzenstoffe haben Sie gehört, dass viele von ihnen zur Abwehr gebildet werden. Ist es da ein Wunder, dass die Kresse im Wald mehr davon enthält als die im Gartenbeet oder gar die aus dem Gewächshaus?

Besonders gravierend ist der Unterschied zwischen der Wild- und der zivilisierten Form im Übrigen bei uns Menschen. Welcher Bürohengst würde sich wohl in irgendeiner körperlichen Disziplin mit dem Vertreter eines Naturvolkes messen wollen? Auch die geistig-seelische Verfassung ist umso besser, je weniger Annehmlichkeiten ein Lebensumfeld bietet. Eine Gesetzmäßigkeit, die es sich wirklich zu merken lohnt.

Körper und Geist sind in umso besserer Verfassung, je weniger Annehmlichkeiten ein Lebensumfeld bietet

Nicht nur was gegessen wird, spielt demzufolge eine Rolle, sondern auch, wie es gegessen wird. Ernährungswissenschaftler wissen mittlerweile, dass selbst eine rundum gesunde Ernährungsweise bei so manchem nicht zu einem gesunden Körper führt, wenn die Mahlzeiten nicht genussvoll und dankbar, sondern aus der Haltung des gequälten Verzichts heraus eingenommen werden. Sehr viele Menschen entscheiden sich für einen umschriebenen Zeitraum für eine bestimmte Form der Diät, um ein ganz konkretes Ziel zu erreichen. Im Normalfall geht es dabei entweder um das Erreichen eines Wunschgewichts oder – was noch häufiger der Fall ist – ein schon recht massiver Leidensdruck in Form von körperlichen Beschwerden hat allein den Ausschlag dazu gegeben, die Essgewohnheiten zu überdenken. Wohl oder übel verzichtet man also, jammert innerlich, beschwert sich bei anderen und kaut gefrustet am Salat, während man neidisch auf das Schnitzel am Nachbarteller schielt. Noch größer wird der Frust dann, wenn der gewünschte Erfolg, für den man das alles auf sich nimmt, auf sich warten lässt. Wie kann es sein, dass die ganze Quälerei umsonst ist?

Stellen Sie sich vor, eine Frau ist verliebt in einen Mann, der überhaupt kein Interesse an ihr hat. Und dennoch ist für sie klar, dass er der einzig Richtige für sie ist. Er ist charmant, humorvoll und beruflich erfolgreich, einfach genau ihr Typ. Doch der Gute will nichts von ihr wissen, und während sie weiter aus der Ferne schmachtet, drohen ihre besten Jahre an ihr vorbeizuziehen. Doch da ist noch ein anderer Mann, mit dem sie schon lange gut befreundet ist und von dem sie weiß, dass er eigentlich mehr von ihr will. Immer öfter wirken ihre Freunde auf sie ein, doch endlich sein Werben zu erhören, anstatt weiterhin etwas Unerreichbarem nachzulaufen, das ihr vermutlich sowieso nicht guttäte. „Probier es doch wenigstens einmal, du hast doch nichts zu verlieren", sagt ihre beste Freundin immer wieder zu ihr und sie muss schon zugeben, dass da was Wahres dran ist. Schließlich überwindet sie sich und lässt sich auf eine Beziehung mit dem Mann ein, den sie selbst im Geiste als „die zweite Wahl" bezeichnet. Ständig vergleicht sie ihn mit ihrem „Mister Right" – oder besser gesagt mit ihrer Vorstellung von dem Mann, den sie eigentlich nie näher kennengelernt hat. Die zweite Wahl zieht dabei immer den Kürzeren. Er sieht nicht so gut aus, fährt das kleinere Auto, seine Witze sind flacher und im Bett ist er wenig leidenschaftlich.

Wenn Sie das so lesen, mit wem haben Sie mehr Mitgefühl? Mit der Dame oder dem armen Mann, dem sie sich da aufopfert? In Wahrheit ist er vermutlich wesentlich glücklicher als sie, denn für ihn ist sie sein Plan A. Er hat seine Entscheidung schon lange getroffen und zieht sie nicht in Zweifel, auch wenn ihm nicht entgeht, dass sie keine perfekte Beziehung führen, doch wer tut das schon? Er ist zufrieden. Ein Zustand, den sie niemals erreichen wird. Sie hat sich entschlossen, das Haar in der Suppe zu suchen, denn ihr Entschluss kam niemals aus dem Herzen, sondern lediglich aus der Angst heraus, übrig zu bleiben.

Was wir nicht schätzen, schwächt uns

Genausowenig, wie die Beziehung dieser Dame für sie niemals erfüllend sein wird, solange sie ausschließlich die negativen Seiten daran wahrnehmen will, wird keine Ihrer Entscheidungen von Erfolg gekrönt sein, wenn Sie sie nur halbherzig aus der Not heraus treffen, um sie anschließend jeden Tag aufs Neue zu bedauern. Sie gehen auch mit Ihrem Essen eine Beziehung ein, viel mehr noch – Sie nehmen es in Ihren Körper auf. Es ist einfach nur doof, mit einem Partner das Leben zu teilen, den man nicht achtet, und es ist keineswegs schlauer, Dinge zu verspeisen, die man nicht aufrichtig wertschätzt. Sie können ihr Potential dann nicht entfalten, jedenfalls nicht in Ihrem System. Es kann uns nur schwächen, wovon wir nichts halten, so gut es in Wahrheit auch sein mag. Geschmacklich oder optisch mag so mancher grüner Smoothie vielleicht nicht mit einer Pizza mithalten können, zumindest nicht auf den ersten Blick. Doch wenn Sie bereit sind, sich auf ihn einzulassen, Verschiedenes mit ihm auszuprobieren, solange bis Sie beide wirklich gut zusammenpassen, wird er Ihnen sukzessive alle seine guten Seiten offenbaren. Wohingegen Pizza und Co ja wahrscheinlich schon in der Vergangenheit zur Genüge bewiesen haben, dass Sie Ihnen eigentlich nicht guttun. Warum ihnen dann nachtrauern? Und ganz im Vertrauen: Sie haben wirklich nichts zu verlieren. Kein noch so leckeres Essen der Welt wir Ihnen jemals davonlaufen, Sie können sich an jeder Straßenecke daran sattessen.

Wenn Sie daran denken, Ihr Essverhalten umzustellen, rate ich Ihnen, es schrittweise zu tun. Lassen Sie zunächst die Dinge weg, die Sie mit Sicherheit nicht stark vermissen werden, und reduzieren Sie Ihre Lieblingsmahlzeiten ganz langsam. Keinesfalls sollten Sie sich vornehmen, etwas für den Rest Ihres Lebens nie wieder zu sich zu nehmen, solange das eine Horrorvorstellung für Sie darstellt. In ein paar Monaten oder Jahren kann das schon ganz anders aussehen. Vielleicht haben Sie dann überhaupt kein Verlangen mehr danach oder es stellt kein Problem für Sie dar, es sich nur zu besonderen Anlässen zu gönnen. Wenn Sie jetzt zum Beispiel jeden Tag eine Tafel Schokolade essen, könnten Sie damit beginnen, die letzte Rippe übrig zu lassen. Vielleicht schaffen Sie es dann nach der ersten Woche, schon auf zwei zu verzichten und in einem Monat nur noch eine halbe Tafel zu essen. Das ist bei weitem besser, als sich sofort abzuverlangen, überhaupt nicht mehr zu naschen und nach einer Woche einen schweren Rückfall zu haben, von dem Sie sich überhaupt nicht mehr erholen. Ein noch so weit entferntes Ziel erreicht man garantiert irgendwann, wenn man täglich einen kleinen Schritt darauf zugeht. Die meisten Leute starten jedoch viel zu enthusiastisch, verlangen sich zu viel ab, scheitern schließlich und fangen erst ein paar Monate später wieder beim Ausgangspunkt an. So drehen sie sich oft über Jahre nur im Kreis.

Sie dürfen auch Pausen und Rückschritte machen

Vergessen Sie auch den Gedanken, dass all das bisher Erreichte keinen Wert mehr hat, wenn Sie einmal gesündigt haben. Warum kann ein Nichtraucher, der einmal eine Zigarette raucht, nicht am nächsten Tag wieder Nichtraucher sein? Jeder, der ihn gesehen hat – und mit ziemlicher Sicherheit auch er selbst – wird denken: „Jetzt hat er wieder angefangen." Muss das immer zwingend so sein? Nicht, wenn man das Gegenteil beschließt. Ja gut, die Erfahrung scheint zu zeigen, dass man Gewohnheiten mit hohem Suchtpotential lieber konsequent bleiben lässt, doch ebenso zeigt sich immer wieder, dass Menschen umso schneller und häufiger scheitern, je mehr sie sich selbst unter Druck setzen. Der Gedanke, dass Sie jederzeit zu Ihren alten Mustern zurückkehren können, kann Ihnen dagegen helfen, sie endlich hinter sich zu lassen. Im Endeffekt können Sie natürlich nur selbst erspüren, welche Herangehensweise für Sie die erfolgversprechendste ist, ich rate Ihnen lediglich dazu, neue Wege zu gehen, wenn Sie in der Vergangenheit bereits mehrmals gescheitert sind, indem Sie es auf Ihre Art versucht haben.

Parallel zum Weglassen der ungesunden Dinge können Sie sukzessive Gesundes in Ihr Leben integrieren. Vielleicht beginnen Sie, zum Schnitzel einen Salat aus frischen Kräutern zu essen oder sich, anstatt Pommes ins Rohr zu schieben, Kartoffeln oder Naturreis zu kochen. Vielleicht wechseln Sie einfach mal von Weißbrot auf etwas dunkleres Sauerteigbrot oder reduzieren die Zuckermenge beim Backen. Lassen Sie zunächst einmal nur die gezuckerten Getränke weg und steigen Sie auf Wasser um. Verzichten Sie ein- oder zweimal die Woche auf Fleisch, und holen Sie sich das, was Sie verzehren, vom Bauern aus Ihrer Nähe. Bereiten Sie sich zum Frühstück statt der Cornflakes oder der Marmeladensemmel ein selbstgemachtes Müsli mit frischem Obst, Dinkelflocken und Leinsamen, oder kaufen Sie sich Studentenfutter statt Chips zum Knabbern. Vielleicht wollen Sie auch Ihren Kontakt zur Natur intensivieren und die Pflanzen in Ihrem Umfeld besser kennenlernen und für sich nützen. Selbst wenn Sie in der Stadt leben, können Sie regelmäßig Ausflüge ins Grüne machen und in jedem Fall können Sie auch in Ihrer Wohnung Sprossen und Kräuter ziehen. Das sind nur ganz wenige von unendlich vielen denkbaren Varianten, wie Sie sich einen Start in Ihr neues Leben ganz leicht machen können. Seien Sie sicher, dass jede noch so kleine Veränderung, die dauerhaft umgesetzt wird, einen großen Unterschied machen wird. Klar ist es etwas anderes, ob Sie jeden Tag eine ganze oder nur eine halbe Tafel Schokolade essen, selbst wenn es noch gesünder wäre, ganz darauf zu verzichten. Wenn Sie so vorgehen, kommen Sie in den Genuss des Erfolgserlebnisses, dass es gar nicht so schwer ist, konsequent zu sein und zu Ihren Entscheidungen zu stehen. Wenn Ihnen eine Umstellung in Fleisch und Blut übergegangen ist, können Sie die nächste ins Auge fassen. Sie brauchen überhaupt keine Angst zu haben, denn nur Sie selbst sitzen am Steuer und bestimmen, wo´s langgeht. Wenn Sie merken, dass Sie sich zu viel vorgenommen haben, können Sie jederzeit einen Schritt zurückgehen. So lernen Sie auch, genau abzuschätzen, wie viel Sie sich zutrauen können, und dieses Wissen wird Ihnen auch bei der Umsetzung Ihrer Ziele in allen anderen Lebensbereichen eine wertvolle Hilfe sein.

Ganz wichtig ist übrigens auch das Trinken. Wenn Sie noch nicht ausreichend reines Wasser zu sich nehmen, beziehen Sie bitte auch eine Steigerung der Trinkmenge in Ihren Plan mit ein. Wer zu wenig Flüssigkeit aufnimmt, läuft Gefahr, dass alle anderen gesetzten Maßnahmen nicht zur Wirkung kommen, zum Beispiel weil Nährstoffe nicht an den Ort ihrer Bestimmung gelangen oder Reaktionspartner für konkrete Stoffwechselprozesse zwar vorhanden wären, sich aber nicht begegnen können, weil die Transportmechanismen versagen.

Zusammenfassung der wichtigsten Tipps aus diesem Buch

Im Folgenden möchte ich Ihnen noch einmal alle Ratschläge zusammenfassen, die ich Ihnen in diesem Buch gegeben habe, an die ich mich selbst halte und die für mich naturgegeben zu einer gesunden Ernährung gehören. Lassen Sie sich dadurch bitte nicht unter Stress setzen. Wie erwähnt halte ich es nicht unbedingt für zielführend, sie alle auf einmal umsetzen zu wollen, zumindest dann nicht, wenn Sie im Moment noch sehr weit davon entfernt sind.

Für den Fall, dass Sie mein Buch „*Natürliches Entgiften – Freiheit für Körper, Geist und Seele*" noch nicht kennen, lege ich es Ihnen sehr ans Herz, weil es absolut Sinn macht, den Organismus zunächst einmal von Überflüssigem zu befreien, bevor man ihm anschließend wieder wertvolle Stoffe zuführt. Darüber hinaus wird jede Ernährungsumstellung wesentlich besser vertragen, wenn vorher der Darm gereinigt wurde. Auch eventuell vorhandene Nahrungsmittelunverträglichkeiten können dadurch beseitigt werden.

- Trinken Sie mindestens zwei Liter Wasser ohne Kohlensäure am Tag, gerne auch mehr.

- Reduzieren Sie die Aufnahme entwässernder Flüssigkeiten, wie zum Beispiel Kaffee oder alkoholische Getränke.

- Meiden Sie Limonaden, Energydrinks sowie aromatisierte und mit Kohlensäure versetzte Mineralwässer.

- Verzichten Sie bestmöglich auf Lebensmittel tierischer Herkunft, vor allem dann, wenn sie möglicherweise von gequälten Tieren stammen.

- Verzichten Sie bestmöglich auf Fastfood und industriell gefertigte Nahrung.

- Reduzieren Sie den Konsum von Zucker und diversen Ersatzprodukten so gut es Ihnen möglich ist.

- Greifen Sie zu wertvollen, mit Ballaststoffen vergesellschafteten Kohlenhydraten. Essen Sie Vollkorn- statt Weißmehlprodukte und Naturreis statt weißem Reis.

- Ersetzen Sie Brot mit Hefe durch Sauerteigbrot, kaufen Sie im besten Fall solches aus gekeimtem Getreide.

- Essen Sie so viele verschiedene frische Lebensmittel als möglich, am besten direkt aus der Natur und gerne auch ungewaschen, um möglichst viele wertvolle Keime aufzunehmen.

- Bereichern Sie Ihren Speiseplan mit verschiedenen Kräutern und Sprossen, ziehen Sie sie wenn möglich selbst.

- Nutzen Sie das Angebot der Natur und geben Sie Ihrem Körper das, was er genau in dieser Jahreszeit braucht, zum Beispiel frische Blätter im Frühling, Beeren und andere Früchte im Spätsommer, Pilze im Herbst.

- Ziehen Sie beim Obst heimische, alte Sorten den auf Größe und Zuckergehalt gezüchteten vor.

- Achten Sie stets auf Bioqualität.

- Bei vielen Gelegenheiten lässt sich Milch ganz leicht durch Wasser ersetzen, zum Beispiel bei der Zubereitung von Pfannkuchen oder Kartoffelpüree.

- Bereiten Sie sich so oft als möglich Ihre Mahlzeiten selbst zu, und nehmen Sie dabei eine dankbare und liebevolle Haltung ein. Nehmen Sie sich sowohl für die Zubereitung als auch für den Verzehr ausreichend Zeit.

- Essen Sie stets mit Genuss, selbst dann, wenn Sie sich etwas gönnen, was eigentlich nicht gesund ist.

Welchen Mangel habe ich?

Wenn Sie das Buch bis hierhin gelesen haben, ist Ihnen wahrscheinlich schon aufgefallen, dass ich nicht allzu viel von diversen Bluttests halte. Sie sind wenig aufschlussreich, weil sie erstens nur eine absolute Momentaufnahme wiedergeben und zweitens keinerlei Auskunft darüber geben, wie viel von einer Substanz in diversen Geweben gespeichert ist oder wie viel sich in den Zellen befindet. Selbst vom Blut wird immer nur das Serum untersucht, nachdem sich die diversen Zellen abgesetzt haben. Besonders deutlich wird die Unsinnigkeit derartiger Untersuchungen am Beispiel des Kalzium, da sich nur 0,1 Prozent des im Körper befindlichen Minerals im Blut befinden. Vielleicht erinnern Sie sich auch daran, dass zum Beispiel das Eisen vom Organismus immer dann aus dem Blut in das Gewebe verlagert wird, wenn sich unerwünschte Keime im System befinden, die das Eisen andernfalls zur Vermehrung nützen könnten. Der so häufig diagnostizierte Eisenmangel muss also gar nicht wirklich einer sein, und die daraufhin verabreichten Präparate können zu einer Überladung des Körpers mit dem Schwermetall führen. Umgekehrt ist es in vielen Fällen eine Illusion, zu glauben, man wäre gesund, nur weil die Blutwerte in Ordnung sind.

Nachdem das Blut unser Transportmedium schlechthin ist, das mit allen Geweben in Berührung kommt und so wichtige und empfindliche Organe wie das Herz und das Gehirn durchströmt, muss es einerseits bestmöglich von belastenden Stoffen freigehalten werden und andererseits muss immer so viel von allen lebensnotwendigen Substanzen darin gelöst sein, dass eventuelle Notstände in umschriebenen Gebieten sehr schnell ausgeglichen werden können. Um Schäden abzuwenden, hält der Organismus unter bestimmten Bedingungen absichtlich gewisse Substanzen vom Blut fern, sodass ein Mangel diagnostiziert werden könnte, der gar keiner ist. Von anderen Stoffen wiederum ist so lange genug im Serum gelöst, bis wirklich alle

Lagerstätten restlos entleert sind. Ein Test könnte dann ein zufriedenstellendes Ergebnis liefern, obwohl in Wahrheit bereits ein schweres Defizit vorhanden ist. Nicht zuletzt ist jeder Wert nur ein Durchschnittswert, und der tatsächliche Bedarf kann individuell genauso schwanken wie der diverser Vitalwerte. Die meisten Ärzte würden mir bei meinem gewohnheitsmäßigen Blutdruck von 50 zu 80 sofort eine Infusion anhängen. Ich fühle mich damit aber sehr wohl, und es sollte nichts therapiert werden, was derjenige überhaupt nicht als störend empfindet.

Das Wohlbefinden zeigt an, ob eine Veränderung erforderlich ist

Das Wohlbefinden eines jeden Menschen sollte der wichtigste Gradmesser dafür sein, ob eine Veränderung notwendig ist oder nicht. Hier höre ich wieder die Einwände in meinem inneren Ohr. Ja, natürlich weiß ich, dass es viele Menschen gibt, die sich sehr gut gefühlt haben, bis plötzlich eine schlimme Krankheit bei ihnen festgestellt wurde, an der sie sehr schnell starben. Hier stellt sich die Frage, ob sie nicht womöglich an der Diagnose verstorben sein könnten, die meistens einen tiefen Eindruck hinterlässt. Und andererseits gibt es natürlich Menschen, die sich selbst so wenig spüren oder die von ihren Lebensumständen so sehr überfordert sind, dass sie ihren besorgniserregenden Gesundheitszustand nicht registrieren. Das, was ich sage, gilt für diejenigen, die insgesamt gut auf sich achten und die wichtigsten Grundbedürfnisse ihres Körpers – von vorübergehenden Ausnahmesituationen abgesehen – gut abdecken, und die soweit mit ihrer inneren Stimme in Kontakt sind, um zur Kenntnis zu nehmen, wenn sie ein gravierendes seelisches oder körperliches Problem haben. Ich kann fast mit

Sicherheit davon ausgehen, dass das auf all diejenigen zutrifft, die mein Buch lesen. Alle anderen würden gar nicht auf die Idee kommen, es in die Hand zu nehmen. Die vermeintliche Notwendigkeit, regelmäßig unser Blut untersuchen lassen zu müssen, suggeriert sehr viel Angst und führt zu vielen unnötigen Therapiemaßnahmen.

Sehr viel aufschlussreicher als Serumtests zur Bestimmung des Versorgungszustandes oder auch von Schwermetallbelastungen sind Haarmineralanalysen. Nachweislich entsprechen die Werte dort denen in Leber und Nieren. Eine Haarprobe ist unkompliziert zu entnehmen, und sie kann anschließend leicht versandt werden, ohne Rücksicht auf Temperaturschwankungen, Erschütterungen oder sonstige Störfaktoren.

In den meisten Fällen halte ich jedoch auch eine solche Analyse für unnötig. Ich bin kein großer Freund von Kontrolle – und zwar vor allem deswegen, weil nahezu jeder, der in unserer Gesellschaft aufgewachsen ist, einem mehr oder weniger ausgeprägten Kontrollzwang unterliegt. Etwas kontrollieren zu können, gibt uns kurzfristig das gute Gefühl der Einflussnahme. In Wahrheit sind wir es selbst, die kontrolliert werden. Der Wunsch, etwas zu überwachen, ist nichts anderes als ein Mangel an Vertrauen – und damit Angst. Je mehr wir überprüfen, umso mehr pflegen wir unsere Ängste und umso mehr diktieren sie unser Leben. Das führt uns nicht in Richtung Gesundheit, ganz im Gegenteil. Vielmehr heilt es uns, unsere Muster zu erkennen, um sie anschließend zu durchbrechen, anstatt sie weiter zu bedienen, auch wenn der Verstand noch so viele bedeutende Argumente ausspuckt, warum dies unbedingt notwendig wäre.

Der nächste Punkt, über den man nachdenken sollte, ist folgender: Ein Test, egal ob dabei Haare oder Blut untersucht werden, führt zur Einnahme von Präparaten. So gut wie nie hat er die Überlegung zur Folge, ob eine geistig-seelische Ursache zu Grunde liegen könnte. Man hat ja nun den Beweis, dass das Problem auf der körperlichen Ebene liegt. Doch ist es dort auch entstanden oder zeigt es sich hier nur? Und läuft man nicht Gefahr, dass die Aufnahme einiger isolierter Substanzen gleich das nächste Ungleichgewicht herstellt? Darüber hinaus besteht die Möglichkeit, dass die zugeführten Stoffe nicht aufgenommen werden oder den Ort, an dem sie gebraucht werden, nicht erreichen können. Eine Reinigung und das anschließende Wiederauffüllen der Depots in Form einer ausgewogenen Ernährung mit viel frischem Obst, Gemüse und Kräutern bezieht dagegen ganz automatisch auch die seelisch-geistigen Aspekte mit ein, weil sich das intensive Loslassen auf der materiellen Ebene sehr weitreichend auswirkt. Seit vielen Jahren habe ich bei allen Arten von Beschwerden sehr gute Erfolge damit, dass ich – ganz ohne jegliche Tests – meine Klienten durch eine Entgiftung begleite, mit ihnen gemeinsam Auswege aus ihren Konflikten suche und sie an eine gesunde Lebensform heranführe.

Nahrungsergänzungsmittel können das Problem nicht lösen, aus dem der Mangel entstanden ist

Nahrungsergänzungsmittel können eine solche ganzheitliche Herangehensweise nicht einmal ansatzweise ersetzen. Sie stellen lediglich ein absolutes Notfallprogramm dar, auf das man aus meiner Sicht maximal vorübergehend zurückgreifen sollte. Eine wertvolle Hilfe im Sinne der Ganzheitlichkeit stellen sie entsprechend der Musterunterbrechung höchstens für diejenigen dar, die sich innerlich dagegen sträuben, und weniger für die, die darin die einzige Lösung sehen und sie verbissen verteidigen. Ich bin sicher, dass bei jedem Menschen, der sich nicht wohlfühlt, ein Mangel an diversen Substanzen gefunden werden kann, doch allein durch eine entsprechende Verabreichung ist das Problem genauso wenig behoben, wie ein dauerhafter Geldmangel von jemandem beseitigt werden kann, wenn man ihm täglich einen Schein zusteckt. Die Heilung erfolgt nämlich von innen nach außen und nicht von außen nach innen.

Mein Rat wäre also der, sich bei Beschwerden nicht in erster Linie um eine Diagnose zu bemühen, sondern in die Selbstwahrnehmung zu gehen. Was könnte Ihnen Ihr Körper mitteilen wollen? Inwiefern laufen Sie gerade nicht rund? Könnten Sie etwas verändern, und wenn nicht, dann vielleicht an Ihrer Interpretation oder Ihrer Haltung die Angelegenheit betreffend? Welche Bedürfnisse Ihres Körpers erfüllen Sie unzureichend? Aus welcher ungesunden Gewohnheit wäre es längst an der Zeit auszusteigen? Worauf haben Sie in der letzten Zeit verstärkt Appetit? Worauf könnte das ein Hinweis sein? Wie könnten Sie sich selbst etwas Gutes tun?

Lesen Sie das folgende Kapitel aufmerksam. Wenn Sie sich dabei von irgendetwas positiv oder negativ berührt fühlen, trifft das Erwähnte mit hoher Wahrscheinlichkeit auf Sie zu.

Welchen Mangel habe ich?

Die geistig-seelische Bedeutung von Mangelerscheinungen

Ich selbst würde also wirklich nur in Ausnahmefällen zu einer Kapsel mit Vitaminen oder Mineralstoffen greifen. Viel lieber verlasse ich mich auf die Regulationsfähigkeiten meines Körpers, die immer dann alles ausgleichen können, wenn der Zweck eines Missstandes erfüllt ist. Immer wenn ich verstanden habe, worauf mich etwas hinweisen möchte, was mir momentan unangenehm erscheint, kann es meist schon beginnen, sich aufzulösen. Sogar noch bevor ich dazu gekommen bin, tatsächlich praktisch umzusetzen, wozu ich eingeladen bin. Allein der Blick in die richtige Richtung wird umgehend belohnt. Es zeigen sich Lösungswege, sobald ich wirklich an mich heranlasse, worum es geht, und den zunächst vorhandenen Widerstand niederlege. Es fühlt sich fast an, als wäre ich gar nicht alleine, sondern mit jemandem in Kommunikation, der mehr weiß als ich, sein Wissen aber gerne mit mir teilt, wenn ich offen dafür bin. Bei vielen Menschen ist diese Offenheit jedoch nicht vorhanden. Die Rebellion ist zu groß. Man sagt zwar vielleicht: „Ich möchte wissen, was das zu bedeuten hat. Was will mir mein Körper sagen?", aber trotzdem ist da auch der tiefe Wunsch, es könnte alles nur Zufall sein. Ein göttlicher Irrtum sozusagen, schließlich hat man stets sein Bestes gegeben und doch sicher alles richtig gemacht. Natürlich hat man das, und man ist dennoch eingeladen, weiter zu wachsen. Wann immer kleinere und größere Probleme im Leben auftauchen, ist das nichts als eine Einladung, den nächsten Schritt zu gehen. Je bereitwilliger man derartige Einladungen annimmt, umso sanfter werden sie vorgebracht. Herrscht jedoch ein Mangel an Bereitschaft, wird der Druck erhöht. Es spielt dabei absolut keine Rolle, ob es sich um eine Krankheit, eine Herausforderung im Alltagsleben, einen Unfall oder eine Mangelerscheinung handelt. Ich halte es für einen Fehler, dem persönlichen Lernauftrag aus dem Weg zu gehen und die Verantwortung ans Außen abzugeben. Kein Arzt, kein

Therapeut, keine Operation, kein Trainer und keine Tablette wird mein Problem für mich aus der Welt schaffen, denn es ist MEIN Problem. Es ist rein für mich gemacht und nur ich kann es lösen. Ebenso ist es kurzsichtig und zieht den Prozess nur in die Länge, wenn man bei der Lösungsfindung nur eine Ebene – vorzugsweise die materielle – in Betracht zieht. Das Leben sieht uns als die ganzheitlichen Wesen, die wir sind. Es gibt keine Trennung zwischen Körper, Geist und Seele, weil es stets Verbindungen und wechselseitige Beeinflussungen gibt. Wenn man möchte, kann man das wissenschaftlich sogar messen und beweisen – nämlich über den veränderten pH-Wert im Gewebe, der sofort auftritt, wenn es zu Schwierigkeiten kommt. Doch in Wahrheit muss man es nicht beweisen. Jeder von uns weiß aus eigener Erfahrung, dass man sich Gedanken macht, wenn man Schmerzen hat, und dass umgekehrt der Körper sofort reagiert, wenn ein starkes Gefühl auftaucht. Der Auftrag einer herausfordernden Situation ist also immer ganzheitlich.

Der bequemste Weg ist nicht der beste

Greift man auf Maßnahmen zurück, die uns natürlicherweise schon seit jeher zur Verfügung stehen und die wir selbst durchführen können, wird es gar nicht gelingen, eine Veränderung zu initiieren, die sich nicht auf das gesamte System auswirkt. So wird sich eine Annäherung an eine naturnahe Ernährung oder eine Entgiftung bei weitem nicht nur auf das körperliche Wohl auswirken, sondern ganz eklatant auch Seele und Geist im positiven Sinn beeinflussen. Genauso wie sich zum Beispiel regelmäßige Entspannungsphasen, womöglich sogar Meditation, umgehend auch im Körper zeigen werden. Ganz anders verhält es sich dagegen, wenn zu Methoden gegriffen wird, die der Mensch erst in jüngster Zeit erdacht hat. Die Einnahme von Medikamenten oder die Durchführung von chirurgischen Eingriffen wirkt sich bisweilen nicht einmal auf der rein körperlichen Ebene durchgehend positiv aus. Der Schaden, der an einer Stelle vermeintlich beseitigt wird, zeigt sich oft woanders oder kehrt doppelt stark zurück. Der berühmte Satz „Zu Risiken und Nebenwirkungen befragen Sie Ihren Arzt oder Apotheker" sagt eigentlich schon alles. Und wer wüsste nicht tief in seinem Inneren, dass es viel besser wäre, sich für eine gesunde Lebensweise zu entscheiden, als Kapseln zu schlucken. Wir machen es dennoch – einerseits deswegen, weil wir gründlich manipuliert worden sind, und andererseits kommt diese Herangehensweise unserer eigenen Bequemlichkeit doch sehr entgegen. Interessant finde ich in diesem Zusammenhang auch, dass vor allem gesundheitsbewusste, kritische Menschen besonders bereitwillig zu Nahrungsergänzungsmitteln greifen. Schließlich ist es so einleuchtend, dass in der heutigen Zeit mit all ihren Belastungen, mit all den Giften in Luft, Wasser und Boden und dem immer weiter sinkenden Nährstoffgehalt unserer Lebensmittel der Körper unterstützt werden muss. Doch ist es wirklich stimmig, die ganze Chemie mit noch mehr Chemie abfangen zu wollen? Es ist ein so unglaubliches Spiel, das die Industrie in Zusammenarbeit mit den Regierungen mit uns spielt. Man setzt uns für teures Geld gehaltlose und vergiftete Nahrungsmittel vor und zum „Ausgleich" gibt es feine Pillen, die man vereinzelt mit dem Stichwort „natürlich" oder „rein pflanzlich" versieht, weil es ja eh niemand nachprüfen kann. Ganz brav kaufen wir die wieder mit teurem Geld und sind glücklich und zufrieden dabei. Jetzt ist die Welt wieder in Ordnung. Gott sei Dank haben wir rechtzeitig begriffen, dass wir etwas für unsere Gesundheit tun müssen. Selbstverständlich mag es auch bessere Präparate geben, die man nicht in der Apotheke bekommt und die Ihnen von irgendwelchen Kleinerzeugern wirklich wohlmeinend nach bestem Wissen und Gewissen verkauft werden. Das ändert aber immer noch nichts daran, dass das vornehmliche Ziel die Geschäftemacherei ist, wenn auch in kleinerem Stil, dass isolierte Wirkstoffe mehrheitlich total unwirksam sind und dass die Herangehensweise der klassischen Medizin „Kapsel schlucken und alles ist wieder gut", eins zu eins übernommen wird. Ich fühle mich damit einfach nicht wohl.

Stattdessen halte ich ein Umdenken in Richtung einer aktiven, eigenverantwortlichen Herangehensweise für erforderlich. Ich finde die Frage interessant, was jeder Mensch selbst tun kann, um seine Lage zu verbessern, und was es mit ihm zu tun hat, dass er sich überhaupt darin befindet. Nicht im Sinne von Selbstanklage und Schuld, sondern in dem Bewusstsein, dass man als Opfer der Umstände nur warten, aber sicher nichts verändern kann. Denn natürlich liegt es in erster Linie an mir selbst, wenn mein Körper nicht gut genährt ist, und an uns allen, dass wir in einer Gesellschaft leben, in der die meisten zwar übergewichtig sind, aber trotzdem Mangel leiden. Was wir auf der materiellen Ebene dazu beitragen, haben wir hinlänglich besprochen. In diesem Kapitel wollen wir uns den geistig-seelischen Aspekten widmen, die sich in unseren Gewohnheiten, in unseren Leibern und in unserem Lebensumfeld spiegeln.

Das Gefühl, zu kurz zu kommen, zeigt sich im Körper

Nur sehr wenige können von sich behaupten, im übertragenen Sinn gesättigt, zufrieden und erfüllt zu sein. Stattdessen ist da – wie auch bei unserer Nahrung – viel zu viel von dem, was uns nicht guttut, und viel zu wenig von dem, was wir wirklich bräuchten. Im Job, der oft keine Freude bringt, wird der Großteil des Tages verbracht, und scheinbar bleibt nichts davon übrig, um qualitativ hochwertige Zeit mit Freunden oder der Familie zu verbringen, in die Natur zu gehen oder sich eine liebevolle Mahlzeit zuzubereiten. Stattdessen werden täglich viele Stunden sinnlos vor dem Fernseher oder dem Computer-Bildschirm verplempert. Von den Lebensträumen, der großen Reise, dem selbst geschriebenen Buch oder dem eigenen kleinen Laden spricht man nur, anstatt sich aufzuraffen und dafür aktiv zu werden. Doch noch viel lieber jammert und meckert man. Und immer ist da dieses Gefühl, zu kurz zu kommen. So sehr man sich auch anstrengt, von dem, was man sich so wünschen würde, ist nie genug da: Geld, Anerkennung, Unterstützung, die Liebe vom Partner, der Respekt von den Kindern – es mangelt einfach an allem. Wie könnte da jemals unser Körper gut versorgt sein?

Manchen fällt es schwer, das zu glauben, doch ich mache tatsächlich die Erfahrung, dass es Menschen gibt, die sehr auf sich achten, sich optimal ernähren, Gifte vermeiden, also insgesamt einen durch und durch gesunden Lebensstil pflegen, und trotzdem gravierende Mangelerscheinungen haben. In der Regel findet man dann auch einen Lebensbereich, in dem ein für sie wichtiges Bedürfnis nicht erfüllt wird. Hier gilt es dann, einen Weg zu finden, sich aus der Bedürftigkeit erheben zu können, damit auch der Organismus wieder alles bekommen kann, was er braucht. Auch jenseits der materiellen Ebene entsteht ein Defizit nämlich nicht unbedingt aus einem absoluten Mangel, sondern viel häufiger aus einer gestörten Aufnahme. Es scheint dann nur so, als wäre der Nachschub von außen die Lösung des Problems. Erinnern Sie sich an das Beispiel mit dem Geldproblem?

Dass wir tatsächlich oft zu wenig wertvolle Stoffe zu uns nehmen und uns lieber mit Industriefraß vollstopfen, liegt nicht allein am Angebot, sondern reflektiert auch den Wert, den wir uns selbst beimessen. Wie viele Menschen mit einem wirklich gesunden Selbstwert kennen Sie? Wir haben nicht nur ständig das Gefühl, nicht genug zu bekommen, sondern glauben entsprechend ebenso oft, nicht gut genug zu sein. Als Folge davon sorgen wir nicht nur schlecht für uns, wir machen uns auch wenig Gedanken über die Auswirkungen unseres Verhaltens auf unser Umfeld. Wie anders würde die Welt aussehen, wenn sie voller Menschen wäre, die sich selbst lieben und dadurch ganz automatisch auch ihre Mitgeschöpfe und ihren Lebensraum achten würden. Wenn jeder von uns nur einen kleinen Schritt in diese Richtung gehen würde, würde das einen riesigen Unterschied bewirken.

Nun stellt sich die große Frage, wie man es schaffen kann, sich selbst mehr zu lieben – und auch hier bevorzuge ich die aktive Herangehensweise. Das Außen und das Innen gehen Hand in Hand, was wunderbarer Weise nicht nur bedeutet, dass Ihre Gefühle über das, was Sie tun, eine für andere sicht- und fühlbare Spur hinterlassen wird, sondern auch, dass sich jede Ihrer äußeren Handlungen auf Ihr Innenleben auswirkt. Mit anderen Worten: Verhalten Sie sich so wie ein Mensch, der sich selbst und andere liebt, und es wird nicht lange dauern, bis Sie sich auch so fühlen. Es wird Ihnen nicht helfen, tatenlos abzuwarten, bis sich Ihr Selbstwert von alleine verändert. Verlangen Sie nicht zu viel von sich, aber zu kleinen täglichen Aktionen können Sie sich ohne weiteres auch zwingen. Im Kapitel über die gesunden Ernährungsgewohnheiten habe ich Ihnen schon etliche Beispiele präsentiert, wie solche kleinen Schritte in Bezug auf Ihre Nahrung aussehen könnten, und selbstverständlich können Sie nach und nach auch andere Lebensbereiche in Ihre Veränderung einbeziehen.

Energielecks abdichten

Ein weiterer Grund, warum ein Mangel entstehen kann, ist der, dass an irgendeiner Stelle ein Energieleck vorhanden ist. Die Versorgung und die Aufnahme können gut sein, doch entweder herrscht ein unverhältnismäßiger Verbrauch oder es wird viel zu viel ausgeschieden. Auf der körperlichen Ebene entsteht der erhöhte Bedarf in erster Linie durch die Entgleisung des Säure-Basen-Haushalts aufgrund der ungesunden Lebensgewohnheiten. Im übertragenen Sinn herrscht ein unstillbarer Hunger nach etwas, worüber sich der Betroffene gar nicht bewusst sein muss. Die Kompensation erfolgt dann über die Aufnahme großer Mengen ungeeigneter Nahrung und oft auch über suchtartiges Verhalten. Egal ob jemand süchtig nach Sex ist, nach Putzen, nach Computerspielen oder sozialen Medien, nach Arbeit oder danach, andere zu kritisieren und sich in fremde Angelegenheiten einzumischen, es handelt sich um den verzweifelten Versuch, eine tiefe gefühlte Sinnlosigkeit und Leere zu überdecken. Nicht zu wissen, warum man eigentlich lebt, kann tatsächlich schwer krank machen, weswegen ich mich gemeinsam mit vielen Klienten der Frage ihrer Bestimmung widme. Die Erfüllung zu finden, bringt in vielen Fällen auch den Nährstoffhaushalt in Ausgleich.

So, wie Eisen durch starke Blutverluste verloren geht und ein Mangel vieler anderer Elektrolyte durch Nierenschäden oder Durchfallerkrankungen entstehen kann, so kann jegliches Defizit auf der materiellen Ebene immer auch ein Hinweis darauf sein, dass jemand im übertragenen Sinn an Substanz verliert oder verloren hat. Womöglich gibt es den Verlust eines geliebten Menschen zu verarbeiten, vielleicht musste die Arbeitsstelle oder die gewohnte Umgebung aufgegeben werden. Sehr oft geht es auch um laufende kleine Energieverluste, zum Beispiel wenn man dazu neigt, sich selbst viel zu viel abzuverlangen oder sich für andere aufzuopfern.

Zusätzlichen Aufschluss kann es natürlich geben, ganz genau zu betrachten, was dem Körper fehlt. An dieser Stelle möchte ich ein letztes Mal darauf hinweisen, dass ein diagnostizierter Mangel nicht unbedingt tatsächlich vorhanden sein muss. Nachdem Sie bei der Deutung Ihrer Symptomatik ohnehin in sich hineinspüren müssen, ist das eine gute Gelegenheit, auf eigene Faust zu überprüfen, ob die Annahme des Arztes überhaupt stimmen kann. Fragen Sie sich zum Beispiel einfach: „Ist es wirklich richtig, dass ich zu wenig Kalzium in mir habe?" oder auch: „Ist es notwendig, diesbezüglich etwas zu unternehmen?", „Was soll ich tun?". Je öfter Sie sich solche Fragen stellen, umso klarere Antworten werden Sie erhalten.

Beispiele für mögliche Bedeutungen von Nährstoffdefiziten

Doch lassen Sie uns gemeinsam anhand einiger Beispiele anschauen, welche Bedeutung die einzelnen Mikronährstoffe für den Organismus haben, und wie man sie auf die geistig-seelische Ebene übertragen könnte: Das Kalzium steht wie kein anderes Mineral für Stabilität und Festigkeit. Mangelt es daran, hat der Betroffene sicher auch anderweitig Halt verloren. Womöglich ist er aber auch starr geworden. Weil Kalzium in der Zelle zu Verkrampfungen führen kann, lohnt sich die Frage, ob man bisweilen verbissen ist oder vielleicht auch zu locker. In der Symptomanalyse gilt es immer, in beide Richtungen zu schauen, da der Körper in vielen Fällen den Missstand nur spiegelt, manchmal aber auch versucht zu kompensieren, indem er das genaue Gegenteil ausdrückt. Sehr oft ist beides in unterschiedlichen Lebensbereichen der Fall.

Das Magnesium entspannt und beruhigt und fungiert als Türsteher für andere Substanzen. Ist zu wenig davon vorhanden, kann es sein, dass die Entspannung entweder zu kurz kommt, überbewertet wird beziehungsweise dass jemand nicht weiß, was gut für ihn ist. Die Entscheidung, was ins Leben hereingelassen werden soll und was nicht, wird wahrscheinlich zu wenig bewusst getroffen. Man muss sich nur vorstellen, wie es sich auswirkt, wenn zum Beispiel in der Diskothek der Türsteher fehlt.

Eisen wird dringend für die Blutbildung gebraucht, und der Lebenssaft wird von vielen in Verbindung mit der Lebensfreude gebracht. Ein Blutmangel zeigt sich in Antriebslosigkeit und Schwäche, die im übertragenen Sinn sicher schon vorher vorhanden waren, sonst hätte sich die Symptomatik gar nicht entwickeln können. Bitte beachten Sie unbedingt diesen wichtigen Zusammenhang: Die geistige Ebene steht hierarchisch über der körperlichen und ist der Ursprung für jede Blockade. So oft wird geglaubt, dass zuerst das Symptom vorhanden ist, das sich in der Folge auf das Denken und Verhalten des Kranken auswirkt. Das Gegenteil ist der Fall, denn Beschwerden fallen nicht vom Himmel. Das krankmachende Denken und Verhalten muss zunächst über einen längeren Zeitraum recht konsequent verfolgt werden, bevor es sich auch im Körper zeigen kann.

Generell kann ein Defizit in Bezug auf alle pH-Wert regulierenden Mineralien ein Hinweis darauf sein, dass auch anderswo die Balance fehlt.

An dieser Stelle muss unbedingt erwähnt werden, dass man nicht nur dann den eigenen Zustand analysieren kann, wenn man bestens über sämtliche Mikronährstoffe Bescheid weiß. Für Sie ist ausschlaggebend, was Sie ganz persönlich mit dem Stoff verbinden, der Ihnen fehlt. Was fällt Ihnen zuerst ein, wenn Sie seinen Namen hören? Viele Menschen werden sicher in erster Linie die Knochen mit Kalzium in Verbindung bringen, sodass die Bedeutung eines Mangels eher mit Themenbereichen zu tun haben wird, für die das Skelett steht, wie zum Beispiel die Stabilität. Ein anderer hat schon immer Probleme mit seinen Zähnen und denkt sofort an sie, wenn er hört, dass sein Kalziumhaushalt nicht in Ordnung ist. An seiner Stelle wäre es vielleicht ratsam zu lernen, sich durchzubeißen, damit ein nachhaltiger Ausgleich erfolgen kann. Ebenso wichtig sind die individuellen Ansprüche an sich selbst. Denken Sie zum Beispiel an das Vitamin D. Ein Defizit hat mit Sicherheit derjenige, der keine Zeit hat, sich viel im Freien aufzuhalten, und wenn er es doch tut, dann auch noch Sonnenschutzmittel verwendet. Oft sind aber auch Menschen betroffen, die sehr viel draußen sind und auf Chemie völlig verzichten. Das kann daran liegen, dass die eigenen Ansprüche immer noch unzulänglich erfüllt sind, man vielleicht am liebsten ständig draußen wäre oder die Region, in der man lebt, das persönliche Bedürfnis nach Licht nicht befriedigen kann. Vielleicht fehlt es auch im übertragenen Sinn an Helligkeit und Wärme. Ich persönlich empfinde das Vitamin darüber hinaus als Gradmesser für das Ausleben der eigenen Natur, doch wenn Ihnen das nicht stimmig erscheint, muss das bei Ihnen nicht so sein. Grobe Symptomdeutung kann generalisiert werden, soll sie jedoch ins Detail gehen, ist sie sehr individuell. Ein paar Beispiele möchte ich Ihnen noch geben, damit Sie ein besseres Gefühl dafür bekommen, in welche Richtung Sie denken können. Mein Buch *„Hör auf deinen Körper und werde gesund"* widmet sich dem Thema in aller Tiefe, falls es Sie genauer interessiert.

Das Vitamin C stärkt vor allem die Widerstandskraft und das Bindegewebe, das ebenfalls Schutzfunktion hat. Möglicherweise fällt es schwer, sich gegen störende Einflüssen zu behaupten, wenn es an diesem oder an einem anderen Nährstoff mangelt, der ähnliche Aufgaben hat. Während die Vitamine A, E oder C in allererster Linie gut mit dem zurechtkommen, was im eigenen System an Belastungen auftaucht, können es Selen und Jod darüber hinaus auch noch mit den Schwermetallen aufnehmen, also mit Gift, das von außen kommt. So könnte eine Person mit einem Defizit an einem der erwähnten Vitamine sich eher selbst im Weg stehen, und ein Selen oder Jodmangel könnte ein Zeichen dafür sein, dass aktuell Anforderungen aus dem Umfeld nicht bewältigt werden können.

Lassen Sie gerne Ihre Fantasie spielen und vertrauen Sie dem, was Ihnen in den Sinn kommt.

Und hier gleich die Probe aufs Exempel: Was fällt Ihnen zu den sekundären Pflanzenstoffen ein?

Es wäre möglich, dass sie uns deswegen fehlen, weil unser Leben auch abseits der Ernährung nicht gerade vor Buntheit und Vielfalt strotzt, sondern in der Regel voller sterbenslangweiliger Routine ist. Auch im Geiste sind wir eingefahren und unflexibel. Wir identifizieren uns mit unserer Meinung, wollen lieber Recht haben, anstatt neue Standpunkte kennenzulernen und auszuprobieren. Es lohnt sich garantiert, hier auf allen Ebenen für mehr Vielfalt zu sorgen.

Zuletzt ist noch interessant, sich zu überlegen, was es für eine Aussage über uns macht, dass das uns innewohnende Mikrobiom in aller Regel stark im Ungleichgewicht ist. Wir nehmen nicht nur gerne Antibiotika ein und bringen damit – entsprechend der Wortbedeutung „gegen das Leben" – eine lebensfeindliche innere Haltung zum Ausdruck, wir bekräftigen diese auch durch viele andere Handlungen: Der Eine sprüht vielleicht fleißig Gift im Garten, der Andere entsorgt seinen Abfall im Wald, und der Dritte lässt keine Gelegenheit aus, seinen Kollegen ein Bein zu stellen. Auch andere immer wieder verbal anzugreifen, würde ich in diese Kategorie einordnen, und bedenken Sie bitte, dass sich Gedanken nicht nur dann auswirken, wenn Sie ausgesprochen werden.

Wie keine anderen Lebewesen stehen Mikroorganismen für Zusammenarbeit und Kommunikation. Was einer von ihnen erfährt, wird umgehend weitergeleitet, nicht die kleinste Information wird zurückgehalten. Das, wofür unser unglaublich scharfer Verstand nicht ausreicht, haben sie längst begriffen: Dem Einzelnen kann es nur gut gehen, wenn es der Gruppe gut geht. Solange wir uns in Sachen Zusammenhalt dermaßen schwertun, brauchen wir uns nicht zu wundern, wenn sich Organismen, für die es nichts Selbstverständlicheres gibt, bei uns nicht wohl fühlen. Dass stattdessen Fäulniskeimen und Pilzen in großer Zahl die Aufgabe zukommt, abgestorbenes Material zu beseitigen, will uns vielleicht daran erinnern, dass wir mit Vergangenem schwer abschließen können und alte Kränkungen oft ein Leben lang mit uns herumtragen. Für lebendiges Neues ist dann kaum Platz, wobei wir wieder bei der Vielfalt wären.

Erlauben Sie mir zum Abschluss des Kapitels die Frage: Haben Sie sich auf den vergangenen Seiten an irgendeiner Stelle selbst wiedererkannt? Und wenn ja, was bedeutet das konkret für Sie? Wo werden Sie ansetzen?

Vorsicht, Erstverschlimmerung!

Ich würde mich wirklich sehr darüber freuen, wenn ich mit diesem Buch den einen oder anderen Aha-Effekt bei Ihnen ausgelöst habe und Sie dazu motivieren konnte, die eine oder andere Veränderung einzuleiten. Doch bevor Sie zur Tat schreiten, möchte ich noch eine Warnung aussprechen. Wann immer auf nachhaltigem Weg eine Heilung angestrebt wird, kann es zu einer sogenannten Erstverschlimmerung kommen. Und zwar bei weitem nicht nur, wenn es um den Körper geht. Sollten Sie zum Beispiel beschließen, Ihre Kinder nie wieder anzuschreien, ist es gut möglich, dass Sie sich bereits eine halbe Stunde später dabei ertappen, genau das in besonders heftiger Art und Weise zu tun. Entscheiden Sie sich dazu, ab heute nur noch das Positive in Ihrer Arbeit zu sehen, könnte es sein, dass ein Kunde Sie so ärgert, dass Sie diesen Vorsatz völlig vergessen. Genau in die gleiche Kategorie ist es einzuordnen, wenn man schon beim bloßen Plan abzunehmen sofort Hunger bekommt. Das ist jedoch nicht als Hinweis des Lebens zu interpretieren, dass Sie Ihre Entscheidung überdenken sollten, sondern ganz im Gegenteil. Es ist, wie wenn Sie in einem schmutzigen Topf umrühren, in dem sich der Dreck schon am Boden abgesetzt hat. Gerade war das Wasser noch völlig klar, plötzlich erscheint es reichlich unappetitlich. Wenn Sie sich ein Ziel setzen, stellen Sie sich darauf ein, dass alles an die Oberfläche kommt, was Sie bisher davon abgehalten hat, dieses Ziel zu erreichen. Für Sie ist das die Gelegenheit, zu beweisen, wie wichtig Ihnen Ihr Vorhaben ist. Sie dürfen eine Anfangsinvestition erbringen, genauso wie Sie erst tanken müssen, um mit dem Auto fahren zu können, Holz hacken, um es warm zu haben, und auf den Gipfel steigen, um die Aussicht genießen zu können. Das alte, nicht allzu beliebte Sprichwort „Ohne Fleiß kein Preis" drückt genau das aus. In vielen Bereichen des Lebens akzeptieren wir das auch klaglos, nur wenn es um die Gesundheit geht, wurden wir in den letzten Jahrzehnten fehlgeprägt.

Schnelle Erfolge drehen sich oft um

Der Erfolg der klassischen Schulmedizin liegt darin begründet, dass damit in vielen Fällen Symptome kurzfristig sehr schnell zum Verschwinden gebracht werden können – und zwar ohne die unangenehme Verschlechterung vor dem Eintreten der Verbesserung. Das hat uns zu der Überzeugung geführt, dass das, was sofort hilft, gut ist und das, was sich zunächst unangenehm anfühlt, gemieden werden sollte. Dass sich der erste Eindruck schon bald umkehrt, dringt in den wenigsten Fällen in das Bewusstsein. Es entspricht der im Ying-Yang-Symbol dargestellten Polarität des Lebens, dass Schwarz in Weiß übergeht und umgekehrt. Als wenn wir nicht oft genug die Erfahrung gemacht hätten, dass die schnelle Bedürfnisbefriedigung langfristig in der Regel wenig segensreich ist. Eine Tablette zu nehmen, um den Schmerz wegzudrücken, ist nichts anderes, als bei Kummer einen über den Durst zu trinken. Erstmal spürt man nichts mehr, doch bald stellt man fest, dass man zum alten Problem nun noch einen Kater dazu bekommen hat. Die Beschwerden kommen immer häufiger, treten auch anderswo auf oder verursachen Schäden, die man als Laie nicht mit der Herangehensweise in Zusammenhang bringt, zum Beispiel, wenn nach der Mandeloperation die Migräne erscheint oder nach der x-ten Antibiotika-Behandlung plötzlich eine massive Allergie auftritt. Was ich damit ausdrücken will: Ich halte gar nichts davon, wenn mir jemand erzählt, dass mit Maßnahme XY die chronischen Beschwerden sofort verschwunden waren. Und ich erschrecke mich überhaupt nicht, wenn mir jemand berichtet, dass es durch das Entgiften oder die Ernährungsumstellung viel schlimmer geworden ist. Ganz im Gegenteil, ich habe die Erstverschlimmerung wirklich zu schätzen gelernt, denn sie macht auf mehreren Ebenen großen Sinn. Denken Sie bitte noch einmal an das Wasserglas. Wenn Sie den Dreck abschöpfen wollen, der sich abgesetzt hat, wird Ihnen das nicht gelingen, ohne ihn zunächst aufzuwirbeln. Ebenso sind viele Stoffwechselabfälle im Bindegewebe abgelagert, die mobilisiert werden müssen, bevor sie ausgeschieden werden können. Und das spürt man dann. Wenn bereits Beschwerden vorhanden sind, können Sie mit Sicherheit davon ausgehen, dass Ihr Körper verschlackt ist. Und wer ist heute schon völlig beschwerdefrei? Rechnen Sie also am besten von vorneherein damit, dass es hier zu einer Verstärkung kommen könnte, wenn Sie eine Veränderung beabsichtigen. Dann sind Sie nicht überrascht und können auch leichter damit umgehen. Nehmen Sie es als gutes Zeichen, dass Ihr Organismus begonnen hat, sich zu regulieren. Wenn besonders viele Schlackenstoffe im Gewebe eingelagert sind, kann es auch erst einige Wochen nach Beginn der Maßnahmen, manchmal sogar erst nach Monaten, zu dieser Verschlimmerung kommen, die dann zwar schlecht als Erstverschlimmerung zu bezeichnen ist, aber doch das Gleiche bedeutet. Wenn etwas chronisch geworden ist, ist eine gewisse Stagnation eingetreten, der Organismus hat sich an den Zustand gewöhnt. Durch das akute Aufflammen wird das Immunsystem wieder angeregt, sodass eine Heilung überhaupt erst wieder möglich wird. Manchmal kommt es aber auch zu Symptomen, die vorher gar nicht vorhanden waren. Ein besonders häufiges Beispiel hierfür ist, wenn Menschen mit dem Rauchen aufhören oder zu Vegetariern werden und plötzlich dauererkältet sind. Das erklärt sich so, dass die Regulationsmechanismen des Körpers durch den Dauerstress lahmgelegt waren und es nun erst einmal zu einer massiven Ausscheidung dessen kommt, was sich über Jahre im Körper angestaut hat.

Erinnern Sie sich, dass ich im Kapitel über die geistig-seelischen Ursachen der Mangelerscheinungen geschrieben habe, dass es sich auf allen Ebenen positiv auswirkt, sich seiner Natur anzunähern? Das stimmt uneingeschränkt, aber man sollte wissen, dass es nicht in jeder Phase so aussieht.

Besonders wichtig ist die geistig-seelische Ebene der Verschlechterung

Immer wieder erlebe ich, dass meine Klienten sehr enttäuscht sind, wenn sie sich für eine gesunde Lebensweise entscheiden und sie sich dann zunächst schlechter fühlen. Sie wollen die Beschwerden, die sich da auftun, und natürlich auch die, die vorher schon da waren, schnellstmöglich loswerden. Deshalb fragen mich fast alle nach meiner Einschätzung, wie lange es dauern wird, bis das alles überstanden ist. Jedoch wollen die Wenigsten hören, dass diese Haltung im Heilungsprozess höchst kontraproduktiv ist. Was auch immer da gerade in Ihrem Leben ist und sich vielleicht unangenehm anfühlt, ist nicht gekommen, um bestmöglich ignoriert und in Windeseile wieder abgeschüttelt zu werden. Es hat einen Sinn und lädt zu einer Veränderung ein. Ein Konflikt wurde übersehen oder verdrängt und ist nun auf die körperliche Ebene gefallen, um bemerkt zu werden. Viele der Menschen, die zu mir kommen, wissen das und sind bereit, sich die Botschaft anzuhören, die ihnen ihr Körper übersetzt. Sie haben womöglich auch schon im Vorfeld viel verändert, doch sie übersehen bisweilen einen wichtigen Zusammenhang und haben deshalb noch nicht den Erfolg erzielt, den sie sich wünschen. Während jedes Symptom eine bestimmte Botschaft hat, haben alle Symptome der Welt eine gemeinsame Botschaft. Wann immer uns etwas belastet, sind wir eingeladen, unsere eingefahrenen Muster zu durchbrechen, zu erkennen, wo wir starr geworden sind, wir uns automatisiert immer gleich verhalten, auch wenn es unserer Entwicklung, unseren Beziehungen und unserer Gesundheit nicht förderlich ist. Manche sind zum Beispiel leicht reizbar, regen sich ständig über Kleinigkeiten auf, andere wollen alles kontrollieren, und in irgendetwas nicht eingreifen zu können, verursacht für sie große Angst. Sehr viele schaffen es nicht, Dinge umzusetzen, die ihnen eigentlich wichtig sind, schieben sie stattdessen nur vor sich her. Doch ein Muster haben sie alle, es ist quasi die Mutter aller Muster und liegt allen oben erwähnten zugrunde:

Die Mutter aller Muster ist die Schmerzvermeidung um jeden Preis

In welches Problem wir uns auch immer hineinmanövriert haben, wir haben es deswegen getan, weil wir genau dieses oder ein anderes Problem vermeiden wollten. Und das Leben zeigt uns, dass das nicht geht. Der vielleicht wichtigste Lernprozess in unser aller Leben ist der, mit Dingen zurecht zu kommen, die wir uns so nicht ausgesucht hätten. Nicht dagegen zu rebellieren, sondern gelassen zu bleiben und dann womöglich sogar davon zu profitieren. Ist es nicht das, was einen jungen Hitzkopf von einem weisen Greis unterscheidet – die Gelassenheit? Als junge Erwachsene hat es mich bisweilen rasend gemacht, wenn meine Großmutter auf meine dramatischen Schilderungen lediglich mit den Worten reagierte: „Wer weiß, wofür es gut ist." Erst viel später habe ich verstanden, was sie damit wirklich meinte. Damals hatte ich in solchen Situationen das Gefühl, ich sei ihr gleichgültig, doch sie weigerte sich nur, mit in mein Drama zu steigen, das sie vermutlich selbst aus ihren jungen Jahren kannte und hinter sich gelassen hatte.

Jede Herausforderung lädt uns also ein, aus dem Muster der Schmerzvermeidung auszutreten und stattdessen zu lernen, den

Schmerz auszuhalten. Ihm ins Gesicht zu sehen und uns unseren Ängsten zu stellen. Mehr noch: Die Erfahrung zu machen, dass wir genau von dem am meisten profitieren können, was wir am meisten fürchten. Dadurch werden wir frei und gesund.

Das ist für mich die größte Bedeutung der Erstverschlimmerung. Deswegen ist sie so unendlich wertvoll. Wenn ich gefragt werde: „Wann hört das endlich auf?", gibt es nur eine Antwort: „Wenn es dir egal geworden ist – und nur du selbst entscheidest, ob das heute noch ist oder erst in zehn Jahren.".

Ich bin nicht der Meinung, dass Heilung Zeit benötigt. Egal, wie gravierend die Ausgangssituation auch sein mag. Dass schwerere Symptome in der Regel länger zum Ausheilen benötigen, hat zwei Gründe: Erstens dass die Menschen das glauben, und es deswegen auch so ist, und zweitens weil man nur massive Gesundheitsprobleme haben kann, wenn man sich auch massiv in ungesunden Mustern verstrickt hat. Man wäre nicht in der misslichen Lage, würde man sich nicht durch eine gewisse Sturheit auszeichnen, die einen auch weiterhin davon abhalten kann, die eingefahrene Spur zu verlassen. Wer jedoch den Zugang zu einem offenen Geist und den unendlichen Möglichkeiten des Lebens findet, kann auch von schwerer Krankheit sehr schnell genesen.

Was bedeutet das nun praktisch für Sie?

Verzichten Sie darauf, sich Fragen zu stellen, mit denen Sie sich selbst zum Opfer machen, wie zum Beispiel: „Warum ausgerechnet ich?" oder: „Was soll ich denn sonst noch alles tun?". Sie wissen, wovon ich spreche. Vielleicht filtern Sie für sich heraus, was genau Ihre Lieblingssätze in diesem Zusammenhang sind und formulieren Sie sie um. Eine solche Umformulierung könnte sich zum Beispiel so anhören: „Ich bin dankbar für die Botschaft, die mein Körper mir übermittelt, und bereit, sie anzunehmen. Ich bin bereit, alles zu sehen, was gesehen werden will, und alles zu spüren, was gespürt werden will." Oder auch: „Ich möchte meine Herausforderungen so lange behalten, bis ich alles gelernt habe, was ich daraus lernen kann."

Ich kann gut verstehen, wenn sich jetzt Ihre Nackenhaare sträuben, schließlich ist das eine ganz andere Richtung als die, die Sie vermutlich bisher eingeschlagen hatten und die alle anderen verfolgen. Vielleicht lesen Sie sich das Kapitel einfach noch einmal durch oder Sie vergegenwärtigen sich, wie viel Sie von dem, was Sie jemals verbissen erreichen wollten, tatsächlich bekommen haben, oder wie viel leichter jeder Erfolg zu Ihnen gekommen ist, wenn Sie ganz locker waren.

Bitte springen Sie nicht umgehend in alte Muster zurück, wenn es an irgendeiner Stelle unangenehm wird, sondern nehmen Sie die auftauchenden Hürden als das, was sie sind: Ein Zeichen, dass Sie gerade alles richtig machen, und ein Maß für den Grad Ihrer inneren Widerstände gegen die Veränderung. Denn – so sehr ich die Erstverschlimmerung auch schätze – sie muss nicht sein, und manche erleben sie tatsächlich nicht. Nämlich die, die ohne jeden Zweifel gerne bereit sind, einen völlig anderen Weg einzuschlagen als bisher. Wenn sich die Probleme allerdings gar zu schnell und vor allem, ohne dass ein Umdenken erfolgt ist, in Luft auflösen, dann ist meistens etwas faul.

Bitte glauben Sie mir nicht einfach, sondern fühlen Sie sich ein, ob an dem, was ich schreibe, etwas Wahres dran sein könnte, und probieren Sie es aus. Erst recht, wenn da zunächst eine innere Abwehr ist. Es ist immer eine gute Idee, so viele Widerstände wie möglich niederzulegen, egal in welchem Lebensbereich. Hinter den größten Widerständen liegt die größte Freiheit.

In diesem Sinne wünsche ich Ihnen Freiheit und die Kraft, den einen oder anderen neuen Weg zu beschreiten, auch wenn es zunächst Überwindung kostet. Umso mehr wird es sich lohnen.

Alles Liebe!

ANHANG

Nährstoffbomben aus der Natur

Genauso wenig, wie Sie Medizin oder Ernährungswissenschaften studiert haben müssen, um sich gesund zu ernähren, müssen Sie über besondere Kenntnisse der Botanik verfügen, um von Wildpflanzen zu profitieren. Ausschlaggebend ist in erster Linie der Entschluss, wieder ein tiefes Gefühl für das eigene Innenleben und das äußere Umfeld zu entwickeln und eine echte Beziehung mit beidem einzugehen. Angst und Scheu sind immer dabei, wenn man Neues ausprobiert, sie lösen sich jedoch schnell auf, wenn man sich davon nicht aufhalten lässt. Schon mit einer Handvoll Pflanzen, die Sie mit Sicherheit bereits kennen und die in jedem Garten zu Hause sind, können Sie Ihren Speiseplan eklatant aufwerten. Zur Anregung möchte ich Ihnen in aller Kürze meine Favoriten vorstellen und Ihnen Beispiele dafür geben, wie Sie sie nutzen können. Wenn Sie tiefer in das Thema einsteigen wollen, finden Sie diesbezüglich auch Buchempfehlungen in der Quellenangabe oder im Leserbereich.

Brennnessel

Die Brennnessel ist mein absoluter Liebling unter den Wildpflanzen. Vom Frühjahr bis in den Herbst hinein landen ihre zarten Blätter fast täglich auf meinem Tisch. Während etliche Kräuter direkt aus der Natur für Neulinge durchaus gewöhnungsbedürftig schmecken, ist die Brennnessel gleichermaßen wohlschmeckend wie mild. Es empfiehlt sich, vor allem die oberen etwas kleineren Blätter zu ernten. Und Vorsicht: Hierzu sollten Sie Handschuhe anziehen. Bitte sammeln Sie nicht an Stellen, an denen mit hoher Wahrscheinlichkeit gedüngt wurde oder Luft und Boden anderen großen Belastungen ausgesetzt sind, wie zum Beispiel am Rand einer stark befahrenen Straße oder dort, wo viele Hunde ihr Geschäft verrichten.

Die Blätter werfe ich so, wie sie sind, gemeinsam mit anderem Grünzeug und ein paar Früchten in den Smoothiemaker oder ich bereite sie zu wie Spinat. Manchmal tunke ich sie auch in Pfannkuchenteig, natürlich aus Vollkornmehl und Wasser, und werfe sie in die Pfanne oder ich blanchiere sie kurz und gebe sie in den Salat.

Im Sommer können dann auch die kleinen Samen verwendet werden, die erst grün und dann dunkel sind. Sie schmecken nussig und machen sich ebenfalls gut im Salat oder auf dem Butterbrot.

Die Brennnessel enthält besonders viel Magnesium, Kalium, Eisen und Silicium sowie Vitamin A, C und E.

Giersch

Ab März schon kann man die Blätter des Giersch pflücken, die ähnlich wie Petersilie riechen. Ich esse sie meistens frisch auf meinem Morgenspaziergang oder ich gebe sie in den Salat. Je weiter das Jahr voranschreitet, umso kleiner schneide ich sie, weil sie dann nicht mehr so zart sind. Auch diversen Gemüsegerichten kann man sie natürlich beifügen, mir sind sie roh jedoch viel lieber. Ab Mai eignen sich die Blütenknospen als

Brotbelag, und die Blüten selbst schmecken nicht nur, sie bilden auch eine schöne essbare Dekoration auf vielen Mahlzeiten. Erkennen kann man den Giersch an der typischen Anordnung der Blätter in Dreiergruppen. Der Stiel ist kantig und rund und die Blattstiele haben meist einen dreieckigen Querschnitt, was man sofort spürt, wenn man die Blätter pflückt. Auch dieses Wildkraut weist ein Vielfaches an basenbildenden Mineralien und Vitaminen auf als zum Beispiel herkömmliche Salatsorten. Besonders hoch ist der Gehalt an Magnesium, Kalzium, Mangan, Zink und Kupfer sowie Vitamin A und C.

Gundelrebe

Die kleinen lila Blüten der Gundelrebe gehören zu den ersten, die man im Frühling im Gras entdeckt. Die Blätter sitzen an Ranken, die im Laufe der Zeit immer länger werden, aber nur wenig in die Höhe wachsen. Sie schmecken würzig, erfrischen auch den Atem und eigenen sich hervorragend für den Salat, das Butterbrot oder zur Herstellung von Frischkäse, Kräuterbutter oder anderen Aufstrichen. Auch einen verdauungsfördernden Tee kann man sich damit kochen, weil die Gundelrebe viele gesunde Gerb- und Bitterstoffe enthält, außerdem reichlich Vitamin C und Kalium.

Löwenzahn

Der Löwenzahn zeichnet sich ganz besonders durch seine entgiftenden Eigenschaften aus. Die bekannte österreichische Kräuterkundige Maria Treben empfahl eine zehntägige Frühlingskur, bei der man am ersten Tag einen Löwenzahnstängel kauen sollte, am zweiten Tag zwei, am dritten drei und so weiter, bis man am letzten Tag bei zehn Stück angelangt war. Ich gebe zu, ich habe es noch nie probiert, da die Stängel mit ihrer Milch nicht allzu lecker sind. Gleiches gilt für die richtig großen Blätter – sie werden jedoch milder, wenn man sie ins Wasser legt. Die kleinen zarten Blätter schmecken dagegen ganz hervorragend und verfeinern vom Frühling bis in den Herbst meine Salate und meine Smoothies. Natürlich ist auch der Löwenzahn reich an Vitamin C und basenbildenden Mineralien.

Wegerich – spitz oder breit

Auch diese beiden wachsen wirklich überall in Hülle und Fülle und sind sehr wertvoll. Neben Vitamin C enthalten sie auch B-Vitamine und verfügen über stark entzündungshemmende Eigenschaften. Die Blätter müssen quer der deutlich der sichtbaren Längsfasern geschnitten werden und schmecken etwas bitter, weswegen ich sie eher sparsam dem Smoothie und dem Salat zufüge. Besonders lecker sind dagegen die länglichen Blütenknospen, die ab Mai zu sprießen beginnen und wie Champignons schmecken.

Kommen Sie in den Leserbereich!

Auf der extra für die Leser dieses Buches eingerichteten Seite *https://alexandrastross.com/leserseite-natuerliche-naehrstoffversorgung/* finden Sie noch einmal sämtliche Empfehlungen zu weiterführenden Büchern, Seiten und Produkten, die im Text Erwähnung gefunden haben und mit einem Stern gekennzeichnet waren, sowie die passenden Links dazu.

Außerdem finden Sie auf meiner Seite ein Forum, in dem Sie Fragen stellen können, die nach dem Lesen von diesem oder einem meiner anderen Bücher noch offengeblieben sind. Registrieren Sie sich einfach unter:
www.alexandrastross.com/forum
Meine Assistentin Ursula Winkler und ich sind gerne für Sie da.

Quellen

In diesem Buch habe ich die Erkenntnisse meiner praktischen Erfahrungen zusammengetragen und mit denen vereint, die ich beim Lesen der Werke folgender großartiger Autoren gewonnen habe:

- John Robbins:
  „*Food Revolution*";
  Hans Nietsch Verlag

- John Robbins:
  „*Ernährung für ein neues Jahrtausend*";
  Hans Nietsch Verlag

- Ruediger Dahlke:
  „*Peace Food: Wie der Verzicht auf Fleisch und Milch Körper und Seele heilt*";
  Gräfe und Unzer Verlag

- Anne Katharina Zschocke:
  „*EM Kompakt – Effektive Mikroorganismen und ihre praktische Anwendung*";
  Knaur Verlag

- Anne Katharina Zschocke:
  „*Darmbakterien als Schlüssel zur Gesundheit: Neueste Erkenntnisse aus der Mikrobiom-Forschung*";
  Knaur Verlag

- Dr. Jacobs:
  „Weg des genussvollen Verzichts: Die effektivsten Maßnahmen zur Prävention und Therapie von Zivilisationskrankheiten";
  nutricaMEDia

- Wolf Dieter Storl:
  „Kräuterkunde";
  Aurum in Kamphausen

- Fleischhauer, Guthmann, Spiegelberger:
  „Essbare Wildpflanzen 200 Arten bestimmen und verwenden";
  AT Verlag

- Dr. David L. Watts:
  „Trace Elements and Other Essential Nutrients";
  Meltdown Intl.

Über die Autorin

Alexandra Stross ist Tierärztin, bezeichnet sich aber selbst gerne als Körperdolmetscherin. Als sie selbst chronisch erkrankte und in der Schulmedizin keine Hilfe fand, trennte sie sich nicht nur privat, sondern auch beruflich von der klassischen Medizin.

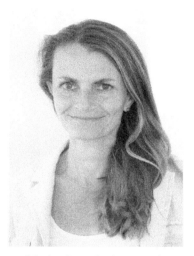

Sie ist Expertin für natürliches Entgiften sowie punktgenaue Symptomdeutung und zeigt ihren Klienten Wege, wie sie notwendige Veränderungen wirklich dauerhaft im Alltag umsetzen können. Seit 2005 gibt sie Menschen mit chronischen Beschwerden in ihren Vorträgen, Büchern und Onlineprogrammen wertvolles Wissen und praktische Werkzeuge an die Hand, mit denen sie sich wirkungsvoll selbst helfen können.

Weitere Bücher von Alexandra Stross:

- „Natürliches Entgiften – Freiheit für Körper, Geist und Seele"; Riva Verlag
- „Hör auf deinen Körper und werde gesund"; Riva Verlag
- „Gesundheit ist Kopfsache – Aktivieren Sie Ihren inneren Arzt"; Riva Verlag
- „No Drama – Vom konstruktiven Umgang mit mächtigen Emotionen"; Eigenverlag
- „Der Kreis hat sich geschlossen oder das unendliche Glück"; Eigenverlag, noch unter ihrem früheren Namen Alexandra Stelzer erschienen

Verschiedene Online-Programme, die Ihnen die tägliche Umsetzung notwendiger Veränderungen mitten in Ihrem Alltag erleichtern, finden Sie auf:

https://alexandrastross.com/arbeite-mit-mir/

Wenn Sie sich der Natur annähern und sich wertvolles Wissen über Pflanzen und wichtige Zusammenhänge des Lebens aneignen wollen, könnte Ihnen die „Online-Hexenausbildung" gefallen:

https://www.hexenkraefte.com/deine-online-hexenausbildung/